疑难病辨治回忆录

熊继柏临证医案实录 2

熊继柏学术思想与临证经验研究小组 整理

中国中医药出版社
·北 京·

图书在版编目(CIP)数据

疑难病辨治回忆录：熊继柏临证医案实录②/ 熊继柏学术思想与临证经验研究小组整理. -北京:中国中医药出版社,2011.9（2024.4重印）
(跟熊继柏学中医)

ISBN 978-7-5132-0553-5

Ⅰ. ①疑… Ⅱ.①熊… Ⅲ. ①疑难病-辨证论治 Ⅳ. ①R241

中国版本图书馆 CIP 数据核字(2011)第 165193 号

中 国 中 医 药 出 版 社 出 版
北京经济技术开发区科创十三街 31 号院二区 8 号楼
邮政编码　100176
传真　010-64405721
廊坊市祥丰印刷有限公司印刷
各地新华书店经销
*
开本 880×1230　1/32　印张 6.125　字数 119 千字
2011 年 9 月第 1 版　2024 年 4 月第 9 次印刷
书　号 ISBN 978-7-5132-0553-5
*
定价 38.00 元
网址 www.cptcm.com

如有印装质量问题请与本社出版部调换（010-64405510）

服务热线　010 64405510
读者服务部电话　010 64065415　010 84042153
书店网址　csln.net/qksd/

熊继柏学术思想与临证经验研究小组

组　长　何清湖

副组长　袁振仪　谭元生　刘观涛

成　员　（按姓氏笔画排序）

王岐黄　毛以林　尹周安

龙　玲　刘朝圣　李　点

张争艳　罗成宇　周　兴

姚欣艳　聂　娅　唐兴荣

谢雪姣　熊之焰

前言

熊继柏教授常说:"你们不要看我头衔多,但我最中意的就两个:一个是老师,一个是医师。"他确实是学生心目中的好老师,曾8次被评为湖南中医药大学优秀教师、教学效果好的老师和最受学生欢迎的老师。一直从事中医经典课程教学,对中医经典理论十分熟稔,并能将自己多年来的临床经验融贯于经典课程教学中,让学生身临其境地感受中医经典理论的博大精深。他也的确是病人心目中的好医师,一名纯中医,13岁始拜师习医,16岁单独业医。1999年被湖南省人事厅、卫生厅评定为湖南省名中医,54年间从事中医临床工作从未间断,德艺双馨,活人无数,载誉三湘。2006年熊继柏教授曾应邀赴非洲为阿尔及利亚总统看病,获得了很好的疗效,是湖南中医药大学建校以来第一位为外国元首看病的名中医,是湖南省继李聪甫、刘炳凡、欧阳锜、谭日强、夏度衡五大名老中医之后最为杰出的中医大家之一。这就是我所接触的熊继柏教授:一个好老师,一个好医师。

如今,在中西文化的激荡与交融中,作为一名现代的中医也需要与时俱进,掌握西方医学的一些理论、技术。但我认为,作为一名现代的中医,更重要的还是应牢牢掌握中医的经典著作、基本理论、理法方药、辨证施治。因此,当全社会对中医的发展大声疾呼“继承创新”之时，我个人认为中医的发展，在某种程度上来说，继承远远重要于创新，继承是创新的基础，继承关系着中医未来的发展与走向，若没有继承，中医的发展将是无源之水、无本之木。

为此，我们早在2004年就专门成立了“熊继柏教授学术思想与临证经验研究小组”，2008年熊继柏教授被国家中医药管理局认定为第四批全国老中医药专家学术经验继承指导老师。研究小组先后有袁振仪、李点、姚欣艳、张争艳、聂娅、刘朝圣、龙玲、唐兴荣、谢雪姣、尹周安、贺毅林、罗成宇、兰蕾、匡琳、万胜、林奕涛、李天禹、周兴、曾顺、毛武塬、毛以林、熊之焰、王岐黄等20多位我校及附属医院中青年教师、高年资医师、博士、硕士研究生参与，研究小组的成员全部跟师侍诊。经过7年的辛勤努力，目前我们已搜集整理熊继柏教授临证病例资料10万余份，建立了熊继柏教授病例资料数据库，由专人负责将每次的门诊病例资料输入数据库。研究小组每月定期召开学习会议，就每个月的学习体会及问题进行共同探讨，熊继柏教授亲自参会并给予集中解答，以提高研究小组成员的中医理论和临证水平，并确保研究质量。研究小组每三个月整理一次病例数据库，对三诊以上(部分急症和疑难病例除外)而且有确切疗效的病例挑出作为病案予以加工整理，然后送呈熊继柏教授亲自修订。这些工作的开展，既系统整理继承了熊继柏教授的学术经验，又是研究小组成员学习中医的极好机会，使他们的中医素养不断加强，逐渐培养出了一批优秀的中青年中医人才。2009年，我们精选了300多个能全面反映熊继柏教授学术思想、临证思维与临床经验的典型医案，按照“病症”分类的方法，基本涵盖内、外、妇、儿、急症等临床诸科，编辑出版了《一名真正的名中医——熊继柏临证医案实录①》一书，在学术界产生了一定的影响。

本书是在《一名真正的名中医——熊继柏临证医案实录①》的基础上，以熊继柏教授书稿、演讲文稿中所列举的典型医案为研究对象，按照“病机”分类的方法对医案医论进行分类。上篇为常见病机，分为病性（虚证、实证）、病位（卫气分与营血分、上中下与脏腑经络、表里半与汗吐下和法）、病症（内风症、出血症、奔豚症）三类；下篇为复杂病机，细分为因果、并列、两难三类。全面还原熊继柏教授所反复倡导的“辨证论治”精神，是对熊继柏教授学术思想与临证经验的又一次总结与提升，也是我们从病机分类的角度研究传承名老中医学术思想的一次全新尝试。希望本书能为我们中医临床和名老中医经验继承提供一个具有启发性的思路。

本书在编写过程中承蒙熊继柏教授多次审阅，数易其稿。中国中医药出版社刘观涛编辑在文字整理中做了大量工作。在此一并表示感谢。书中有不当之处，恳请读者批评指正，不胜感激！

何清湖

2011.8.16

我劝“辨证”重抖擞，不拘一格降“传承”

中国中医药出版社 刘观涛

虽然众所公认“辨证论治”是中医临床的灵魂，然而在诸多中医著作（医论、医案）之中，却多见以“病症”分类（如咳嗽、下利、高血压、闭经……常见于中医内外妇儿各科分类）的专著，而少见以“病机”分类（如病性：气虚、实热、寒湿……病位：表证、上热下寒、肝肾阴虚……）的专著。类似现代伤寒大家刘渡舟以“湿证论”、“水证论”、“火证论”、“津液链”……详解湿证、水证、实热（火）证、津液证……清代名医唐宗海以《血证论》详解血证，乃至金代名医李东垣以《脾胃论》详解脾胃证的病机专著真是屈指可数、凤毛麟角！

从“病机”入手，能让人掌握辨证论治的精要，可谓“执简驭繁，一通百通”，此为中医的“根本”；从“病症”入手，能让人学习常见疾病的“辨证分型”，从另一种角度掌握辨证论治，亦为中医的“根本”也。从“病机”入手犹如辨证经纬之“经”，从“病症”入手犹如辨证经纬之“纬，”两者相辅相成，均不可偏。

然而，当代中医临床家的著作，大多以“病症”分类而较少以“病机”分类，使得辨证论治之“经纬”出现偏颇。鉴于此，我们在出版按照“病症”分类的《一名真正的名中医——熊继柏临证医案实录①》之后，又陆续推出按照“病机”分类的《疑难病辨治回忆录——熊继柏临证医案实录②》、《如何用活辨证论治——熊继柏临证医案实录③》等系列专著。

众所周知，辨证论治包括两大类型：一是“从辨病机入手”的辨证论治（包含辨方证，方证是更精细的病机及组合）；二是“从辨病症入手”的辨证论治（即对常见病症进行“辨证分型”，也被习称为“辨病”）。不管是从辨病机（含辨方证）入手，还是辨病症入手，皆不离辨证论治之核心——病机（病性和病位）。

为什么诸多中医院校的学子们，寒窗苦读五载而不能给患者开方用药（正如同更多中国学子，苦学英语十载而不能听说英语）？这里面一定有深层的原因。浩如烟海的千病万症，在中医里不过是执简驭繁的“病机十九条”而已[十九条为约略之数，包括病性和病位。病性：气虚、血虚、津虚、阴虚（虚热）、阳虚（虚寒），实寒（阴盛）、实热（阳盛）、气滞、血瘀、水湿痰饮食积；病位：表、里（含半表半里），卫气营血，上中下及脏腑经络]。常见病机与组合，都离不开“病机十九条”：从“基础的病机”（如八纲辨证、气血津液辨证）到“具体的病机”（如脏腑辨证的常见证型），最后到“精细的病机”（如各位临床家常用的100个方证），皆是“病机十九条”的病性和病位的组合。换言之，对于“病机十九条”

及其组合（常用100方证）能够精熟，也就能够应对临床实际的千病万症了。

与其侧重于按病症分类，让读者在医案中分别辨析“病机十九条”，莫如侧重于按照病机分类，把“病机（病性、病位）”相同的医案集中起来进行专题阐释，以期读者能够精熟“病机十九条”的临床辨析。这就是我力倡按照“病机”（而不仅是惯常的“病症”）对医案医论进行分类的出发点。当然，也有少数的病案，采取“从辨病症入手”的辨证论治更为实用（比如对奔豚证常有桂枝加桂汤、奔豚汤、苓桂枣甘汤等证型），所以对于“病机（含组合）”的分类，可分为“病性、病位、病症”三类。

特别需要大声疾呼的是，中医教材中对于辨证论治，主要论述的是“常见病机（含组合）”，对于“复杂病机（含组合）”的论述就有所欠缺。具体表现在三个方面：

一、“常见病机”多半是对“静态病机”的阐释，尚需增强对“动态病机”的阐释

常见病机（含组合）中虽有“动态病机”，比如气滞血瘀（气滞→血瘀）、心肾不交（肾阴虚→心火旺；或者心火旺→肾阴虚）等，但更多的常见病机则是血虚、痰热、寒湿、心阴虚、食滞肠胃等“静态病机”。——只有把握了“动态病机”，才能对“病从哪里来，病是谁？病又要到哪里去”有着深刻的把握。

笔者力倡把所有病机（病性、病位）的“二者关系”进行“全部排列组合式”分析，简言之，病机十九条的全部二者关系，不过是“19×19＝361”种而已。“二者关系”彻底搞清了，那么“三者关系、四者关系……”也就容易一目了然了。比如，临床常见的“实热（白虎汤证）→实热+津虚（白虎加人参汤证）→津虚（麦门冬汤证）→津虚+虚热（黄连阿胶汤证）”。实际上，在中医教材《中医基础理论》、《中医诊断学》中，已经大致对病机的“二者关系”进行了分析，可惜的是，一是列举仍不全面，二是没有落实到“方证”上，难免让读者有“雾里看花”之感。对此，笔者已经身体力行地做了示范（参见中国中医药出版社出版《全国经方论坛现场实录》），请读者们多多批评指正。

有了对“动态病机”的全面把握，则会对病机（含组合）的“因果”（标本、先后及传变）有着自觉的敏感，对“病从哪里来，病是谁？病又要到哪里去”，可谓是胸有成竹，运筹帷幄！治疗上可以“侧重治因（本）”或是“因（本）果（标）同治”。当然也可以“证变治也变”，同一患者的一诊、二诊、三诊……都是完全不同的辨证论治。

二、“常见病机”多半侧重“单纯病机”的辨析，尚需增强对“多重病机”的辨析

常见病机（含组合）中虽有“多重病机”，比如真武汤证的“阳虚、水泛”，逍遥散证的“肝郁、血虚、脾弱”，但更多的常见病机则是血虚、痰热、寒湿、心阴虚、食滞肠胃等“单纯病机”。只有对“多重病机”乃至“多重方证”的辨析有更多临床训练，才能适应中医临床的“常态”，毕竟真正的临床绝非教科书上所教的那样“单纯”。“多重病机”的脉舌症状的辨别，尤其需要我们中医临床者进行强化训练。比如，阳虚水泛的脉，既有阳虚的虚脉，也有水泛的实脉，两者组合的脉象，应该大致是什么脉象呢?

对于“多重病机”(乃至多重方证)，病机和病机之间的关系，既可以是“因果”关系，也可以是没有或不见得必有因果关系的“并列”关系，甚至还可以是“两难”关系。若是“并列”关系，则俗称“并病合病”，治疗上只需要“合方”就可以了。

三、“常见病机”大多对应“非两难病机”的治法，尚需探寻对“两难病机”的治法

常见病机（含组合）中虽也有针对“两难病机”的治法，比如小柴胡汤证病在半表半里，不能单用“汗法”而解表，亦不能单用“下法”而攻里，还不能汗、下两法合用而表里双解，只能另辟蹊径而用“和法”。但更多的常见病机中，病机和病机之间或是“因果”关系，或是“并列”关系，而很少是左右为难、顾此失彼的“两难”关系。若是“两难”关系，则需权衡缓急轻重，“两害相权取其轻”，这是不得已的办法。对此，中医教材中甚少提及，但临床实践中却屡屡碰到。

综合上述三个方面，笔者特地把“复杂病机（含组合)”从“常见病机（含组合)”中单列出来，并且根据病机和病机的关系，细分为三类：因果、并列、两难，算是为中医临床思维的带教和传承，提供一个启发性的思路吧。

清代思想家、文学家龚自珍有句名诗：“我劝天公重抖擞，不拘一格降人才。”对于这首名诗，我做了如下改动：我劝“辨证”重抖擞，不拘一格降“传承”。希望中国当代临床大家能够更多从“辨证”(病机)的角度，在中医传承之路上走得更快、更远！

刘观涛
学术交流与投稿信箱：
Liuguantao@vip.sina.com(48小时内回复)

目录

上篇　常见病机(含组合)

下篇 复杂病机（含组合）

上篇

常见病机

（含组合）

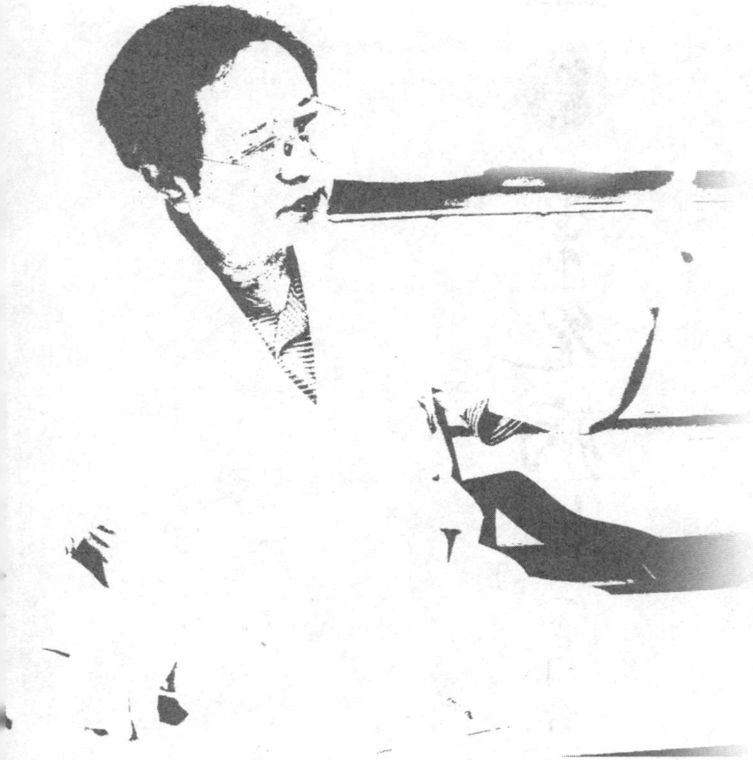

第一章 病性

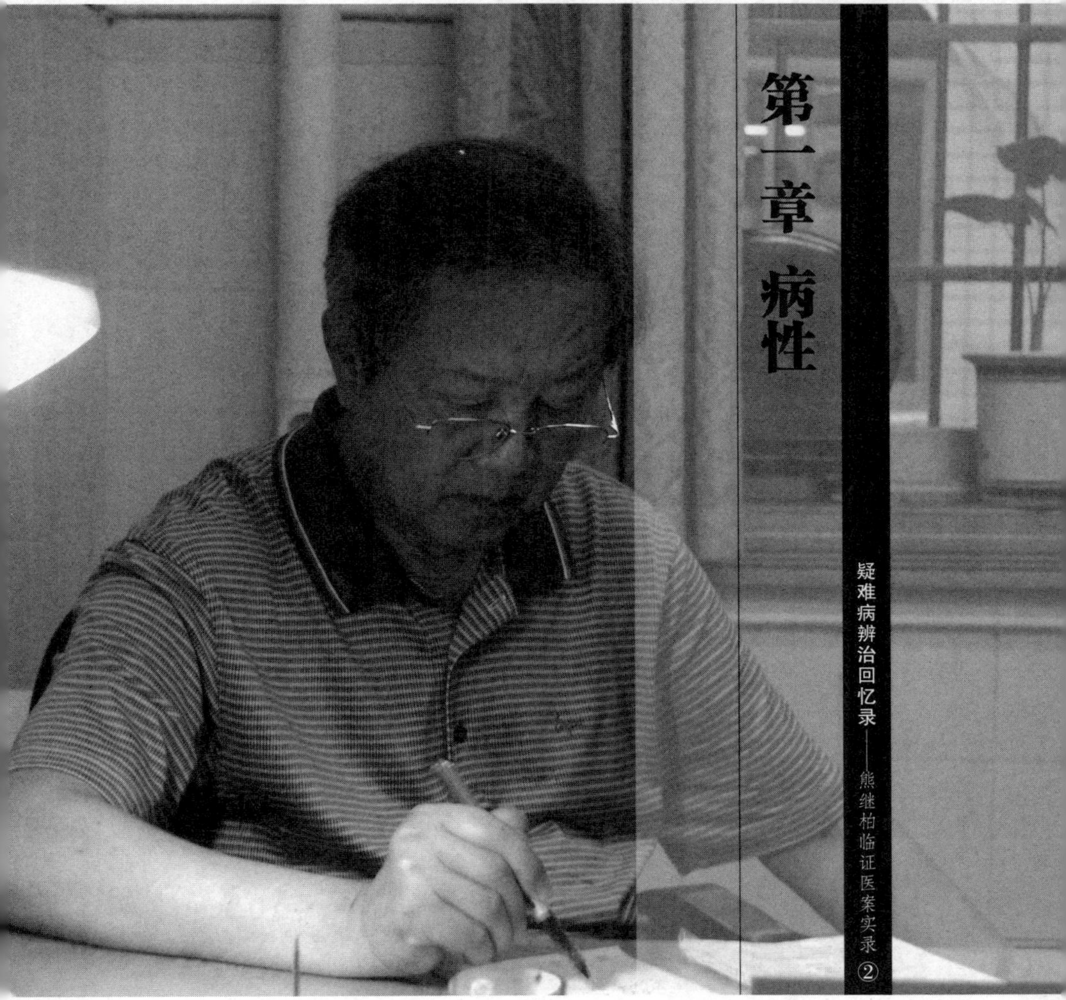

疑难病辨治回忆录

——熊继柏临证医案实录②

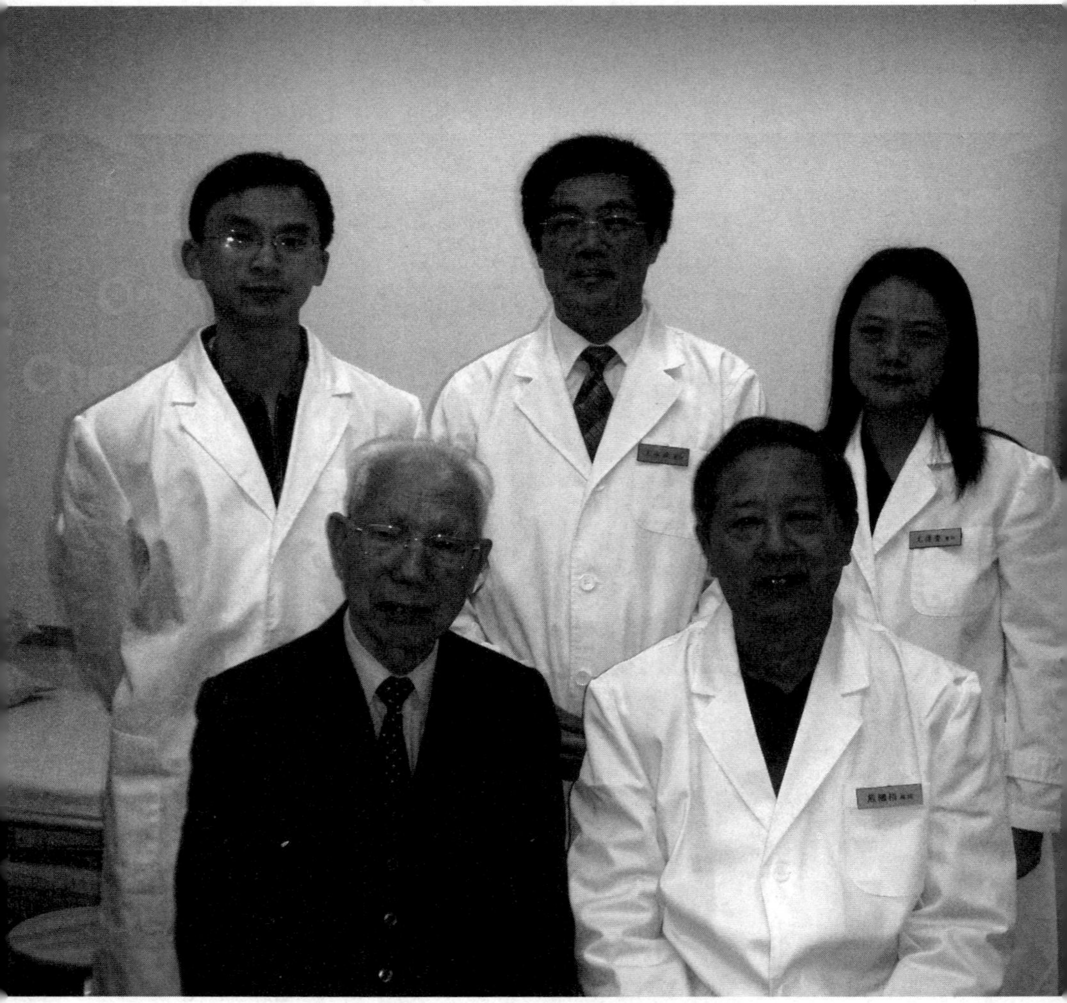

在香港为田家炳先生会诊后合影

虚证类

第一节 气虚

偶遇《内经》独特病，辨证论治独处寻

笔者1990年曾治徐妇，28岁，产后月余出现四肢疲软乏力，困倦欲卧，食欲大减，并见眼睑逐渐下垂，乳房亦松弛下垂，腹部肌肉及阴部有明显坠重感，夜尿增多，大便不爽，腰膝酸软，舌淡脉细。西医曾诊断为重症肌无力。

综析脉症，当属气虚下坠证，乃拟益气升提兼补益元气之法，用补中益气汤（提示：补中益气汤在大学《方剂学》教材归为“补益剂”之“补气”）加紫河车粉、鹿角胶、菟丝子、肉苁蓉、仙茅、调治月余，诸症悉愈。此案可谓《内经》𤺥病证治之实例。

提示：

病机	气虚
病症	重症肌无力……
方证	补中益气汤加紫河车粉、鹿角胶、菟丝子、肉苁蓉、仙茅

《灵枢·口问》云：“人之𤺥者，何气使然？岐伯曰：

胃不实则诸脉虚，诸脉虚则筋脉懈惰；筋脉懈惰则行阴用力，气不能复，故为亸。”亸为何疾？考“亸”，同“軃”；《辞海》注：“軃，下垂。”《三因极一病证方论·中风》曾载：“手足亸曳，难以称举。”《红炉点雪·肺痿肺痈》又载：“不能充盈百脉，乃使筋骨痿亸。”张志聪《灵枢集注》释曰：“亸者，垂首倾斜懈惰之态。”丹波元简《素问识》又释：“亸，下垂貌，则是首身下垂而不能举也。”《甲乙经校释》也释：“亸乃垂首倾斜、懈惰之态，即头与四肢肌肉下垂无力。”

综诸所见，亸即全身肌肉无力而下垂，四肢弛缓不收的病证。较之解㑊的肢体倦怠，则亸症显然更为严重。它与现代医学所说的进行性肌营养不良、重症肌无力等病症极相类似。

析亸的病机，据《内经》所述有二：一是由于胃气虚。以胃为气血之海，而阳明主润宗筋，胃气虚则诸脉皆虚，筋脉懈惰故为亸。二是由于房劳过度，损伤元气。元气伤则机体功能活动减退，故为亸。盖胃气为后天之本，元气属先天之本，因此，治疗亸病，既要培补后天胃气，又要温补先天元气。《灵枢·寒热病》又指出：“四肢懈惰不收，取其小腹脐下三结交。”则意在补益先天。

推之方药，亦宜选用六君子汤、补中益气汤之类；或河车大造丸、鹿胎丸、鹿茸四斤丸之类。

病之逆从在何处，阴阳反作寻其踪

周某，男，37岁，干部。1999年9月初诊：诉患泄泻十余年，不论春夏秋冬，从未间断，少则日泄3～4次，多则日泄7～8次，泄出稀溏便。若遇饮食不适，或稍事劳累，其泄必大作，甚则肠鸣腹痛，粪便中常夹不消化之食物残渣。由于长期泄泻，体质逐渐衰弱，不仅精神疲乏，面色无华，形体消瘦，食纳减少，而且自1998年秋冬以来，头发逐渐脱落，不到一年时间，头发几乎脱光，仅稀疏几根简直历历可数。更兼形寒肢冷，常患感冒。时方壮年，却呈未老先衰之状。舌淡苔薄白，脉细无力。

详析此证为久泄中虚，中虚者，中焦脾气虚也。中焦脾虚则运化无权，清阳之气不能升，此即所谓“清气在下，则生飧泄”。治拟益气升清之法，选用升阳益胃汤(提示：升阳益胃汤在大学《方剂学》教材归为“补益剂”之“补气”附方，主治脾胃气虚、湿郁生热)，并减去方中苦寒之黄连，加入温中之干姜。

处方：台党参15g，黄芪15g，土炒白术10g，茯苓15g，泽泻10g，陈皮10g，法半夏10g，防风10g，羌活8g，柴胡10g，白芍10g，干姜5g，甘草6g，大枣10g，生姜3片。嘱服7剂，每日1剂。

一周后复诊：诉服药之后泄泻减轻，并明显感觉一身轻松，精神转佳。视其舌脉如前，再拟原方15剂。

半月后再诊：患者泄泻基本控制，大便中已未见食物残渣，精神已明显改善，飧泄已止，清气已升，治当补脾健运，以利升降之枢机。改拟参苓白术散(提示：参苓白术散在大学《方剂学》教材归为“补益剂”之“补气”)，并加入大补精血之鹿茸，制为丸剂，缓图根治。

处方：白人参100g，土炒白术80g，茯苓80g，淮山药100g，炒薏仁80g，炒扁豆80g，白莲子60g，砂仁50g，桔梗40g，甘草40g，鹿茸30g，合碾细末，和蜜为丸，早晚吞服。

两个月后，患者专程前来告知，其泄泻已止，大便正常。望其面部红润光泽，头上居然长满了黑发。患者精神面貌完全改观，病获痊愈。

提示：

病机	中焦脾虚
病症	泄泻；脱发……
方证	升阳益胃汤减黄连加干姜；参苓白术散加鹿茸

《素问·阴阳应象大论》云："清气在下，则生飧泄；浊气在上，则生䐜胀，此阴阳反作，病之逆从也。"本条经文是举例说明人体清阳与浊阴之气升降失常的病变。人体清阳之气主升，浊阴之气主降。《素问·阴阳应象大论》指出："清阳出上窍，浊阴出下窍。"若清阳与浊阴的升降失常，则谓之阴阳反作，必然产生病变。由于人身阴阳升降是以中焦脾胃的升降为枢纽，脾主升清，胃主降浊，所以《内经》举脾胃升降失常的病变为例。其所谓"清气在下，则生飧泄"，是指脾气不能升清，脾不升清则运化失职，故生飧泄。所谓"浊气在上，则生䐜胀"，是指胃气不能降浊胃不降浊，则气滞中焦，故生䐜胀。盖脾胃升降相因，关键又在于脾土之健运，如《医门棒喝》所言，"升降之机者，在于脾土之健运。"张介宾《景岳全书》特别指出："变易之所以无穷者，降以升为主。"

临床所见，脾气不升、清阳之气下陷，不仅可以导致泄泻，而且可以出现清窍不利、耳目失聪、气虚发热、四肢倦怠等症。胃气失降，浊阴之气上逆，不仅可以出现腹胀，而且可以出现呕吐、反胃、呃逆、胸脘痞闷等症。此皆为“阴阳反作”之病变。故后世治脾胃病注重升清降浊，治脏腑病注重阴阳升降。如李东垣创升阳益胃汤治脾虚湿阻，体重肢节痛；用升阳除湿汤治气虚夹湿，肢倦便溏；用补中益气汤治清阳不升，中气下陷；用调中益气汤治中气不足，运化无权；用益气聪明汤治中气不足，头晕耳鸣等，皆为升清阳健脾气的方法。又张仲景所创半夏泻心汤和胃降逆消痞；麦门冬汤益胃阴降逆气；橘皮竹茹汤清胃降逆止哕；大黄甘草汤清胃降逆止呕。凡此等等，皆为降浊阴和胃气的方法，古人所用的这些方法展示了清阳浊阴升降法则在临证上的具体运用。

第二节　血虚

危机重症产后痉，辨清虚实病机明

李某，女，24岁，农民。1970年3月就诊：患者新产之后十余日(产后下血甚多)，全身痉挛麻木，口唇抽搐，鼓颔(嗑牙)，神志时清时昧，语言时清时乱，心悸不眠。医或以为痫病，或以为癫病，或以为破伤风病，治疗近一个月，其病仍然不愈。询其病症，自诉全身痉挛麻木，尤以口唇为甚，日发4～6次，且伴心悸、自汗。发则神志恍惚，甚或蒙昧不清；当其未发痉时，神志基本清晰；已发痉时，神志时而蒙昧，不昏倒，口中不吐痰涎白沫。患者痉挛之状在全身并不剧烈，在口唇则最独明显，且无角弓反张及颈项强急之象。夜卧易惊，怔忡不宁；体倦，饮食不思，口淡无味。观患者面白无华，精神疲乏；舌质淡，苔薄白。当病人发作痉挛时，其上下嘴唇相互撞击，发出嘭嘭之声；时或鼓颔咬牙，亦戛然有声。切其脉细而无力。

观此病舌淡脉细，当属虚证。因再询问患者："产后下血情况如何？"答曰："下血甚多。"妇人新产，若失血过多，必然血虚，血虚而不能养肝柔筋，则易发风痉病证。《金匮要略》云："新产血虚多汗出。喜中风，故令病痉。"可见亡血伤津是导致产后痉病的前提。

本例患者所表现的神志恍惚、痉挛抽搐等状近似癫痫，但仔细观之，并无风、火、痰、饮之实象。当其未发痉时，神志基本清楚；已发痉时，虽神志时而蒙昧，然并不昏倒，口中亦不吐痰涎白沫。据此可以断定，此病非癫非痫。

再观患者痉挛之状在全身并不剧烈，而在口唇则最独明显，且更无角弓反张及颈项强急之象，似难定为破伤风病。

究其病因病机，此病因于产后失血过多，以心失血养，所以心神不宁，心悸失眠，神志恍惚；肝失血养，所以筋脉拘挛而为麻木抽搐。

此外，患者食少、体倦当是脾虚之征。口乃脾之窍，唇者脾之华，今抽搐以口唇部见甚，当是脾虚风侮之征。

概而言之，则此病总由心、肝、脾三脏之气血虚弱引起的肝风内动，发为产后痉病。盖心主神明，又主血脉，脾主运化，为胃行其津液而为气血生化之源，故其治法当补心血，益脾气，柔肝息风，使气血得以健旺。心得血养则神明镇守，肝得血养则筋柔风息，脾气健旺则肝风无所乘侮。古人所谓“治风先治血，血行风自灭”也。

其病当属产后血虚生风之痉病，遂拟益气养血、息风定痉之法，取十全大补汤（提示：十全大补汤在大学《方剂学》教材归为“补益剂”之“气血双补”附方，主治气血两虚”）加炒荆芥治之。

处方：党参15g，炙黄芪15g，炒白术10g，茯神12g，炙甘草10g，当归10g，白芍15g，川芎6g，熟地10g，桂枝6g，炒荆芥炭15g。此方服完10剂，病人惊止悸平，神志清晰。

继以原方去荆芥炭，再合磁朱丸[提示：磁朱丸在大学《方剂学》教材归为“安神剂”之“重镇安神”附方，主治心肾不交(肾阴不足,心阳偏亢)]，合制丸剂1料早晚吞服，调治月余，诸症悉愈。

十全大补汤出于李东垣的《医学发明》。李氏创此方原本用治虚劳喘促、遗精失血、妇女崩漏、经候不调等证。由于此方大补气血，故后世亦用治产后气血虚弱之诸般病证。朱丹溪曾云：“产后当大补气血为主，可用十全大补汤以补元气。”张景岳亦云：“产后发痉，乃阴血大亏证也。……凡遇此证，速当察其阴阳，大补气血，用大补元煎或理阴煎及十全大补汤之类。”薛己在《校注妇人良方》中对陈自明所述“产后生风，因去血过多，气无所立，以致唇青、肉冷、汗出、目眩、神昏”一证，特别提出：“前症若心脾血气俱虚，用十全大补汤”。并指出：“产后发痉，因去血过多，元气亏损，筋无所养而致，大补气血，多保无虞；若攻邪，死无疑矣。”清代著名妇科专家傅青主在《生化编》中也指出：“痉因阴血大亏，不论刚柔，非滋荣不能舒筋而活络。”

又炒荆芥一味，华佗称之“愈风散”，用治产后中风抽搐、口噤、项强；王海藏称之“愈风汤”，用治一切失血、筋脉紧急、产后盗汗、产后抽搦；《本事方》明确记载：“此药委有奇效神验之功。”程钟龄《医学心悟》亦载：“用荆芥为末，以生姜调服，名曰古拜散，治产后受风，筋脉引急，或发搐搦，或昏聩不省人事，或发热恶寒、头痛目痛等症。”

本病例治取十全大补汤，旨在补益气血，以治产后去血过多之风痉病。加炒荆芥者，亦是师古人“愈风”、“古拜”之方意也。

或有人问，产后病痉有无虚实之分，应当如何辨治？

产后病痉有虚证，亦有实证。虚者，因气血亏虚，筋失所养，虚风内动，如《景岳全书•妇人规》说：“产后发痉，乃阴血大亏之证也。其证则腰背反张，戴眼直视，或四肢劲强，身体抽搐，在伤寒家虽有刚痉柔痉之辨，然总之则无非血燥血枯之病。……在产后亦唯去血过多，或大汗大泻而然。其为元气亏极，血液枯败也可知。”吴鞠通《温病条辨》更将产后亡血所致痉病称之为“虚痉”，说明产后病痉应首先着眼于“虚”。

实者，因气血亏虚之后，又外受风邪所致，巢元方

《诸病源候论》云：“产后中风痉者，因产伤动血脉……营卫虚伤，风气得入五脏，伤太阳之经，复感寒湿，寒搏于经则发痉。其状口急噤，背强直，摇头马鸣，腰为反折。”陈自明《妇人良方》亦云：“产后口噤，由血气虚而风邪乘于手三阳经也。盖手三阳之筋，循结于颔，得风冷则筋急，故致口噤，腰背挛急，角弓反张者，是风邪入于诸阳之经也。”此外，尚有产后创伤，邪毒乘虚而入，致使筋脉拘急而发痉者，名曰破伤风，亦属实证。

综上所述，产后病痉是以虚为主，总以失血过多、营阴耗损、津液亏乏为前提。而临床所见亦是虚证多而实证少，或为虚多实少的虚实夹杂证。临证之际，务须分清虚实主次而随证治之。

一般而言，属虚风内动者，以气血虚弱为主，患者除表现发痉抽搐之外，多具面色苍白、心悸自汗、舌淡脉细弱等虚衰证候。治以益气补血、柔肝息风为主，可用十全大补汤或傅青主滋荣活络汤（人参、黄芪、当归、川芎、熟地、茯神、天麻、炙甘草、陈皮、荆芥、防风、羌活）之类。

属外感致痉者，以风邪为主，患者除表现严重的抽搐强直外，常伴见恶寒发热、苔薄白、脉浮弦等表证。治以养血祛风镇痉为主，可用《金匮要略》竹叶汤（竹叶、葛根、防风、桔梗、桂枝、人参、甘草、附子、大枣、生姜）或加味止痉散（全蝎、蜈蚣、僵蚕、蝉衣）之类。

提示：

病机	血虚生风；脾虚风侮
病症	（产后）痉病；全身痉挛麻木，痫病、癫病、破伤风……
方证	十全大补汤加炒荆芥；磁朱丸

第三节　津虚

屡治未效为哪般，原来胎萎是津干

胡某，女，23岁，农民，1973年8月就诊：患者卧于担架，不能起坐，声低息微，唇红鼻干，肌肉消瘦，形体衰羸。询其病史，言婚后已停经5个月，初起发热汗出、烦渴呕吐、不欲食，持续半个月之久，发热呕吐少愈。但自觉心烦、心悸气短而怔忡不宁；潮热自汗，五心烦热而午后益甚；口燥咽干、时时干呕而吞咽亦觉困难；小便短少，大便5～7日不解，每次大便必是燥屎硬结而肛门裂痛流血，痛苦不堪。小腹无寒冷之感。舌红而干，脉细弱。舌上未见青色，口中没有秽气。

或主以和解的小柴胡汤、半夏泻心汤、逍遥散之类。

或主以攻下的桃仁承气、增液承气、调胃承气、黄龙汤、玉烛散之类。

或主以补养的四物、八珍、人参养荣、麦味地黄、补中益气、香砂六君之类。

然皆屡治未效也。

细析此证婚后停经五个月，又见呕吐厌食等妊娠征兆，当属妊娠病。

然发热汗出、呕吐已久，必然损伤津液，衰耗气血。今患者形羸色败，体槁如柴，且舌红而干，脉细弱，显系体内之精血津液亏乏过度。

由内燥太甚而致胎失滋养，于是诸症生焉。

若胎死腹中，当下其死胎，但患者舌上未见青色，小腹亦无寒冷之感，口中又没有秽气，不能断为死胎。

若胎儿尚活，当大补精血以挽其生命，可是病人之精血已夺，形羸神衰，胎儿岂能生存？

因即请妇科医生帮助听病人之“胎心音”，以进一步明确诊断。妇科医生见病人如此形色，尚不信其有妊。岂料在其瘦瘪之下腹部却听到了较弱的“胎心音”。

诊断既明，病属内燥太甚之胎萎不长。胎萎不长，又称妊娠胎萎燥。此证病因复杂而病变多虚。《妇人良方》云：“夫妊娠不长者，因有宿疾，或因失调，以致脏腑衰损，气血虚弱，而胎不长也。”《景岳全书》又云：“妊娠胎气本乎血气，胎不长者，亦唯血气之不足耳。故于受胎之后而漏血不止者有之，血不归胎也；妇人中年血气衰败者有之，泉源日涸也；妇人多脾胃病者有之，仓廪薄则化源亏而冲任穷也；妇人多郁怒者有之，肝气逆则血有不调而胎失所养也；或以血气寒而不长者，阳气衰则生气少也；或以血热而不长者，火邪盛则真阴损也。凡诸病此者，则宜补宜固宜温宜清，但因其病而随机应之。”本案正是由精血津液亏损所致的胎萎不长，必须大补精血津液，俾化源充足，自然胎长母安。

以胎儿尚生，乃可图滋养，余亦为之甚喜。当以滋补精血、生津增液之法图治，用加减复脉汤（提示：加减复脉汤在大学《方剂学》教材归为“补益剂”之“气血双补”附方，主治热邪久羁，阴液亏虚)，重剂，再加人参、当归、肉苁蓉、菟丝子。

处方：红参、炙甘草各10g，当归身12g，肉苁蓉、白芍、生阿胶(烊化)、菟丝子各15g，火麻仁20g，大生地、麦冬各30g。连进3剂，诸症开始好转，病人气色转佳。再进5剂，诸症渐愈。4个月之后产下一子，至今母子健在。

提示：

病机	津血亏乏，内燥太甚 （误诊误治）
病症	胎萎不长（又称妊娠胎萎燥）……
方证	加减复脉汤，加人参、当归、肉苁蓉、菟丝子

第四节　虚寒(阳虚)

“阴阳之要”何为主，“阳密乃固”是关键

杨某，男，45岁，工人。1992年11月5日初诊：诉患遗精病近20年，近两年病情逐渐加重，每2～3日必遗一次，有时在白日午休时亦自滑精，乃至临睡前精神紧张，不能安卧。经多方医治，然取效不显。询其年少时有手淫史，渐至遗精频作，日久形瘦神疲，头目眩晕，腰膝酸软，且小便频多，形寒肢冷，自汗畏风，常易感冒。察其舌淡苔薄白，脉象细缓。

此属滑精痼疾，盖遗滑日久，肾精已亏，故必见一

派虚衰之象；而遗滑不禁，反见恶寒、肢冷、自汗、舌淡、苔白、脉细，知非火扰，实为阳气虚衰之征。

此正是阳不能密则精不能固的病例。遂拟温阳固精法，取桂枝加龙骨牡蛎汤合水陆二仙丹治之。

处方：桂枝8g，杭白芍12g，炙甘草10g，生龙骨30g，生牡蛎30g，芡实20g，金樱子20g，生姜3片，大枣6个。日进1剂。

半月后二诊：服上方10剂后，患者形寒肢冷及畏风自汗症状明显减轻，遗精发作次数亦明显减少，原来10日中必遗4～5次，而服药以来，15日中只遗2次，可见方药已经中病，嘱再进原方15剂。并嘱患者节房事，避劳累，谨防感寒，注意休息。

三诊：患者自诉服上方半月以来，未发遗精，且手足转温，面色已现红润。唯感腰膝酸软，不耐劳作，舌尚淡，脉仍细。

改拟大补元煎配服全鹿丸，补肾固本，善后收功。

提示：

病机	阳气虚衰
病症	遗精（滑精）……
方证	桂枝加龙骨牡蛎汤合水陆二仙丹；大补元煎配服全鹿丸

“凡阴阳之要，阳密乃固”语出《素问·生气通天论》。原文意思是说：人体阴阳平和协调的关键，在于阳气的固密。阳气固密在外，阴气才能固守于内。这不仅表明阴阳双方保持相对平调的重要性，而且突出了阳气在人

体阴阳平调关系中的主导地位和作用。所以张介宾在《类经附翼》中提出“夫阴以阳为主，所关于造化之原，而为性命之本者，唯斯而已。”

怎样理解“阴阳之要，阳密乃固”的临证意义？观张志聪《素问集注·生气通天论》中所注“盖阳密则邪不外淫而精不内亡”，则可以从两个方面理解：一方面，阳气致密则阴气固守，人体的阳气致密，则五脏精气得以固守。如果阳气或因亢张、或因虚衰而不能致密，则阴气必然失固。如《素问·生气通天论》所述的“阳强不能密，阴气乃绝”，就是指的阳气亢张不能固密，阴气便会竭绝。张仲景《金匮要略》治“失精家……男子失精，女子梦交”，用桂枝加龙骨牡蛎汤；《伤寒论》治阳虚“汗漏不止”，用桂枝加附子汤，则系阳虚不能密导致的阴不能固。另一方面，阳气致密则体表固护。人体肌表的卫外能力全赖卫阳的固密，阳气致密，既可使人体汗津不外泄，又可防御外邪侵袭人体。如果阳虚不能密，则体表不固，汗津外泄，外邪便容易乘虚侵袭人体。《灵枢·营卫生会》所说的“卫气走之……见开而出，故不得从其道，故命曰漏泄。”这种因卫表失固而致汗出如漏的漏泄，便是阳不能密的现象之一。《灵枢·五变》所说的“肉不坚，腠理疏，则善病风。”属表虚不固，易受外风的情况也是阳不能密的现象之一。由于阴阳平调的关键在于阳气的致密，所以后世在临床上，尤其重视固密阳气。如治疗大脱血的病证则“血脱益气”；治疗大失津的病证则“津脱益气”；治疗久失精的病证则“温摄固精”。凡此皆是“阴阳之要，阳密乃固”的理论指导临床的具体运用。

第五节　虚热(阴虚)

伏其所主先所因，关键在于求其本

郑某，男，35岁，农民。1976年5月初诊：全身皮肤发黄，目黄，小便黄，胁下痛。经当地医院诊断为急性黄疸型肝炎，住院1个月，中西医结合治疗，其黄疸消退而胁痛未止。出院后继续用中、西药治疗，又一月，胁痛仍未止，病人辗转求医，服药甚多，病至第三个月，转来我处就诊。见其面色少华，形体瘦弱，口唇干燥，舌红而无苔，询其病状，两胁隐隐疼痛，入暮更甚，口燥咽干，时欲饮水以润之，大便秘结，小便短赤，并且伴见五心烦热，饥而少食，食后易饥，以及鼻衄等症，脉细。询知患者久服清热渗湿之品，久进疏气逐瘀之剂。

综诸脉症，如口燥舌干，便秘溲赤，五心烦热，舌红无苔等，乃一派阴虚之状。

饥而少食者，胃阴虚也；齿衄者，阴虚火浮也。可见其胁痛乃肝阴不足所致。

本例黄疸病程既久，久服清热渗湿之品；更兼此病胁痛不解，久进疏气逐瘀之剂。而此类药物服之过多，可以伤阴耗液。若其人素体阴虚，势必因此而使阴愈虚。抓住阴虚这个关键，胁痛才可望迎刃而解。可见治病“必伏其所主，而先其所因。”

于是，用滋阴柔肝之法治之，以一贯煎(提示：一贯煎在大学《方剂学》教材归为“补益剂”之“补阴”)加减。

减去当归，虑其香窜；加入芍药，取其滋阴以柔肝；并且重用鳖甲，取其能养阴退热，通络止痛，《本草便读》云："鳖甲性本咸寒，入肝达络，功行瘀癖，退热潜阳。"

处方：沙参15g，麦冬15g，生地15g，枸杞15g，白芍15g，石斛10g，川楝子12g，旱莲草15g，炒鳖甲30g。服药10剂，胁痛明显好转，诸症亦渐平息，效不更方，仍以原方改作丸剂服之，善后调理半个月，其病痊愈。

提示：

病机	阴虚（胃阴虚+肝阴虚）、阴虚火浮
病症	胁痛……
方证	一贯煎去当归，加芍药，重用鳖甲

实证类

第六节 实寒

临证凡遇疑难病，病性病位须辨清

何某，女，54岁，3个月前做"宫颈息肉切除"，术后觉少腹部疼痛，并且腹部明显畏冷。几经治疗，其少腹部疼痛已见减轻，但少腹部畏冷却有增无减，且阴部尤其畏冷，成天犹如冷风所扇之状，阴部不仅畏冷，而且伴有拘急之感。询其小便清长，口不渴，兼腰酸痛。舌苔薄白，脉沉细。她在诉说病情的时候眼泪汪汪，非常痛苦。反复重述其少腹及阴部肌肉往里面抽，疼痛无法忍受。

我们中医管这种情况叫“阴缩症”。我用了个词叫“阴冷如扇”，因为张仲景讲过一个“如扇”，是说“妇人妊娠六七月……腹痛恶寒者，少腹如扇，所以然者，子藏开故也，当以附子汤温其藏。”所以我就借用了这个词。这个病人的病位在少腹、阴部，主要与肝有关。因为肝脏的经脉走行是绕阴器，这是寒邪伤了厥阴之脉，就会出现胁肋与少腹的拘急。在《素问·举痛论》里就有这样的记载，“寒气客于厥阴之脉，厥阴之脉者，络阴器，系于肝，寒气客于脉中，则血涩脉急，故胁肋与少腹相引痛矣。”这里描述的不正是与这个患者的病机病症相符吗？

我当即选用了暖肝煎（提示：暖肝煎在大学《方剂学》教材归为“理气剂”之“行气”）加附子，病人服药10日，其病竟愈。

提示：

病机	寒滞肝脉
病症	阴冷……
方证	暖肝煎，加附子

第七节　实热

治病犹如下象棋，一步一招当有序

梁某，女，68岁，农民。1963年9月病泄泻，下利七日，腹中疼痛，日下十余次，泄而不爽，所下稠黏，恶臭难闻，肛门灼热，更兼潮热、烦躁等状。已服清热止泄之药，用过黄连素、氯霉素之类，曾稍有缓解，而后泄泻依然如前，且病势益甚。望其舌质红舌苔黄厚，诊其脉，滑而有力。

综诸脉症，系一派实热证候。本例症见潮热、烦躁、舌苔黄厚、脉滑有力，为阳明腑实之征；更兼下利臭秽、泄而不爽等热泄之候，断定为热结旁流。

此实热结聚大肠，而为热结旁流。当效“通因通用”之法，乃以大承气汤（提示：大承气汤在大学《方剂学》教材归为“泻下剂”之“寒下”）攻下之。《金匮要略》云：“下利脉反滑者，当有所去，下乃愈，宜大承气汤。”不过用大承气汤治泄泻，若没有实热结聚的确实见症，切不可造次乱用。否则，便犯虚虚之戒，而贻害匪浅。

处方： 大黄10g，厚朴10g，枳实10g，芒硝10g（冲服）。

服药1剂，病人泄下秽水甚多，中夹硬屎数枚。嘱其再进2剂，仅下稀溏之物，尔后下利即止，腹痛亦除，诸症悉解。察其脉舌均已转佳。

大热之病，必灼阴津；而老人病泄，易竭胃津。“人以胃气为本”，故取益胃汤（提示：益胃汤在大学《方剂学》教材归为“治燥剂”之“滋阴润燥”）加黄连善后。

用益胃汤加黄连，一以滋养胃阴，一以清除余热，服药3剂，其病获愈。

处方： 玉竹15g，沙参15g，麦冬15g，生地12g，黄连5g，甘草6g。

提示：

病机	实热；阳明府实、热结旁流
病症	泄泻……
方证	大承气汤；益胃汤加黄连

第八节　气滞

情志致病虽百变，谨察病机有妙玄

1970年曾治一工程师陶某，因患胃痛去某大医院诊治，一年青医生在其病历上写着“肝Ca待查”的意见，陶见后，当即瘫倒，两腿痿软无力，不能行走，用车接回家后，其脘胁疼痛加剧，不进饮食，心悸自汗，四肢颤抖，大小便频数，如此一周未起。余诊之，询其素无肝病史，扪其胁脘部并无肿块，且见嗳气频作，舌苔薄，脉弦细。

细审脉症，知非肝癌，乃“恐癌”之证也，遂以十分肯定的语气告诉患者“绝非肝癌”，并晓以诊断理由。然后拟柴胡疏肝汤(提示：柴胡疏肝散在大学《方剂学》教材归为“和解剂”之“调和肝脾”附方，主治肝气郁滞)合孔圣枕中丹(提示：孔圣枕中丹在大学《方剂学》教材归为“安神剂”之“滋养安神”附方，主治心肾阴亏)，并令患者了解二方的作用。次日，患者便欲进食，余遂邀患者同桌进餐，餐中谓患者曰：“你若真患肝癌，我会与你同桌而食吗？”彼释然而笑。过五日，其病即愈。所谓“思胜恐”，思为脾之志，恐为肾之志，脾土可以制肾水，故思可胜恐。盖思则气结，恐则气下，思胜恐，实即以气之凝聚去抑制气之下夺。此案虽未能以明显的思之气结去胜恐之气下，然却利用病人之善思而自释其致恐之由，可谓临证一得。

提示：

病机	肝气郁滞；心肾阴亏
病症	恐惧症……
方证	柴胡疏肝汤合孔圣枕中丹

第九节　血瘀

长期发热疑难病，仔细辨证寻病根

曾某，男，58岁，干部。1999年7月就诊：患胸膜炎并胸腔积液，在某医院治疗，抽水数次，胸水渐平，但却出现低热，每天下午6时开始，至次日早晨6时热势即解，热势不高，腋下侧体温在38℃～38.5℃之间，20余日发热不退。在某医院住院治疗，查胸部确无占位性病变。又治疗1个月，每天夜间按时发热如故，遂延请中医会诊。询其症状，除定时发热之外，微有胸闷、便秘，发热时心中烦热，口渴而不欲饮，小便正常，舌红略暗，脉沉。

此证夜热昼凉、胸满、便秘，且口干而不欲饮，正属瘀血发热之特点。《金匮要略》云：“病人胸满……口燥，但欲漱水不欲咽……为有瘀血。”《温病条辨》又云：“少腹坚满，小便自利，夜热昼凉，大便闭，脉沉实者，蓄血也。桃仁承气汤主之。”即选《瘟疫论》桃仁承气汤原方治之。

处方：桃仁15g，当归、赤芍、牡丹皮各10g，大黄4g，芒硝(冲服)3g。每天1剂，水煎服，嘱服7剂以观疗效。一周后二诊：诉服药后第5天其热即退。50余日之夜间发热不复作矣。

提示：

病机	血瘀发热
病症	定时发热……
方证	桃仁承气汤

临证凡遇急难病，察病要的审症真

1969年孟冬，治疗杨某之子，年17岁。患左侧少腹痛，病发7天，愈痛愈烈，少腹部胀痛拒按，呕吐难食，以担架抬来就诊。来时患者腹痛不休，呼叫不绝，口唇面颊青紫，四肢厥冷。究其疼痛部位，乃左侧下腹与右侧阑尾点正相对峙的部位指头大一点处剧烈刺痛。吾欲伸手触之，患者惊呼拒绝。但言其少腹部胀满，而大小便却并无异常。望其舌上有黄苔，舌下紫筋明显，脉象沉伏。

细审诸症，少腹部固定一点刺痛不移及少腹胀满拒按是其突出的特点，表明瘀血在少腹，属瘀血腹痛。仲景所论蓄血证即是以“少腹急结”为主要特点。戴原礼说：“死血痛者，痛处不行移者是也。”因此本病当从瘀血论治，以桃核承气汤(提示：桃核承气汤在大学《方剂学》教材归为“理血剂”之“活血祛瘀”）合失笑散（提示：失笑散在大学《方剂学》教材归为“理血剂”之“活血祛瘀”）通瘀活血，再加竹茹降逆止呕（桃仁15g，大黄6g，桂枝5g，甘草6g，生蒲黄15g，五灵脂15g，竹茹10g，芒硝6g分冲）。1剂痛缓，3剂病愈。

提示：

病机	血瘀
病症	少腹痛；少腹胀满；呕吐……
方证	桃核承气汤合失笑散加竹茹

治急性杂病审症要真。凡急性杂病往往症状错综，证候复杂，或虚实相兼，或寒热相杂，或阴证似阳，或阳证似阴，或“大实有羸状”，或“至虚有盛候”。临床辨证必须抓住其中反映实质的症状特点，察其隐微，才能准确地把握治疗。如果不能抓住其中反映实质的症状特点，就不可能作出准确的判断和治疗。《医学阶梯》说：“诸症务要审辨清白，若审辨不清，生死立决，医者岂可借三指以定法，恃眼界以明高？凡遇疑难之症，辨而又辨，审而再审。……察病要的，审症要真，两者切当，何愁症之不明，病之不愈也乎！”可见审症是辨治急性杂病的关键。

第十节　水湿痰饮食积

一、水湿

夏令之季多暑湿，辨证不忘因于时

覃某，男，7岁。1981年8月就诊：患儿日食瓜果甚多，偶患泄泻，泄下稀水兼夹稠黏臭秽之物，泄而不爽，日下十余次。并见腹胀腹痛、发热口渴等症。患儿精神萎靡，饮食少进。察其舌苔黄腻、脉数。

余思此时恰值炎暑当令，患儿必感暑热，故其发热口渴。

过食生冷瓜果，冷湿克伐肠胃，故见腹痛腹胀。

暑湿相合，升降失序，清浊不分而为泄泻。

乃用苦寒以清热，淡渗以利湿。取葛根黄芩黄连汤（提示：葛根芩连汤在大学《方剂学》教材归为“清热剂”之“清脏腑热”）合四苓散（提示：四苓散在大学《方剂学》教材归为“祛湿剂”之“利水渗湿”附方，主治脾胃虚弱，水湿内停）治之。

暑湿暴泄多属实证。治须清热利湿，去其邪气，邪气去则泄可止。清热止泄莫若葛根黄芩黄连汤，方中芩连苦寒清热而厚肠胃，葛根升津透热，甘草和益胃气，故仲景以此方治邪热下利。

渗湿止泄必须利小便，《儒门事亲》云：“凡治湿皆可以利小溲为主”，取四苓散利小便者，利其水湿之邪也。小便既利，则清浊分而大便复常。

处方： 葛根12g，黄芩6g，黄连3g，茯苓12g，焦术10g，泽泻6g，猪苓6g，建曲10g，甘草3g。服药2剂，泄止病愈。

提示：

病机	湿热（暑湿）
病症	泄泻 ……
方证	葛根黄芩黄连汤合四苓散

八年痼疾未确诊，经典之中可觅寻

王某，男，73岁，离休老干部。2000年3月就诊：诉腹部阵发鸣响，其声可波及室外，8年不愈，日夜皆作，伴腹胀嗳气，甚则口中吐白沫，经B超检查肾、肠、肝、胆、胰均未发现明显病变。由于久治不愈，其形体日渐消瘦，医或疑肠癌，或谓胃肠痉挛，或谓慢性肠炎，或谓神经官能症，或谓胃肠功能紊乱，诸说不一，疗效不显。诊见：口渴而喜热饮，舌苔白滑，脉沉弦。

《金匮要略》云："其人素盛今瘦，水走肠间，沥沥有声，谓之痰饮。"此证肠鸣较甚，且口中泛白沫，更见舌苔白滑，必属寒饮无疑。盖水为阴邪，非阳不化，正如《金匮要略》指出："病痰饮者，当以温药和之。"遂处以苓桂术甘汤（提示：苓桂术甘汤在大学《方剂学》教材归为"祛湿剂"之"温化寒湿"）重剂治之。

处方： 茯苓50g，桂枝10g，炒白术15g，甘草8g。每天1剂，水煎服。服药半月，肠鸣大减。继以原方更合禹功散（小茴香、炒牵牛子各10g），再服半月，病愈。

有学生问，此病用甘草泻心汤治疗可否？甘草泻心汤的主症是心下痞满、腹中雷鸣而下利，属寒热夹杂之证，而此案纯属寒饮，故非所宜也。

提示：

病机	寒饮
病症	肠鸣，腹胀嗳气，口吐白沫……
方证	苓桂术甘汤；禹功散(小茴香、炒牵牛子)

二、痰饮

谁言“名医不治咳”，偏向“咳喘”虎山行

1993年6月曾治陈某，男，48岁，患咳嗽月余，某医院诊断为支气管炎。其咳颇剧，咳时痰黏极不易出，其色黄稠，并见胸中闷胀，每咳则胸中疼痛，咽中热痛。伴口苦、咽干……小便黄，舌红苔黄腻，脉滑数。

综析脉症，系痰热壅阻胸膈、心火上炎、肺气不利之咳证，当以心咳论治。

乃取小陷胸汤(提示：小陷胸汤在大学《方剂学》教材归为“祛痰剂”之“清热化痰”)合桔梗汤(提示：桔梗汤在大学《方剂学》教材归为“清热剂”之“清脏腑热”附方，宣肺止咳，祛痰排脓)，再加杏仁、贝母以治之。服5剂，其咳大减；继进5剂，诸症悉愈。

提示：

病机	痰热
病症	咳嗽……
方证	小陷胸汤合桔梗汤，加杏仁、贝母

心咳：心咳是由心病及于肺，或肺咳及于心所致。其症状特点为“咳则心痛，喉中介介如梗状，甚则咽肿喉痹。”由于邪犯心肺，气机闭阻，故咳嗽兼心中痛，喉中梗塞不利。又因心火上炎，故见咽喉肿痛，张志聪谓此为“心火刑金”。

治疗心咳，法当降肺气、清心火，《证治准绳·杂病诸气门》提出用桔梗汤；《类证治裁·咳嗽》提出用凉膈散去硝黄，加黄连、竹叶，均可参照选用。

昏噤服药靠鼻饲，中医急救凭辨证

文某，女，18岁，农民。1967年6月患病，初起头痛、发热、畏寒、口渴、呕逆，曾服感冒药物治疗，从第四日始，病人神志昏蒙，即送医院救治。但三日三晚仍然昏迷不省人事，余应邀请前往诊视。见患者口噤不语，饮食不进，目不能视，体不能动，身热不甚，大小便不知，此时患者除了昏迷之外，并无显著症状特点，无灼热、烦躁、谵语等症，切脉沉滑。以镊子撬开病人牙关，但见满口涎沫，舌上遍布黄白相间之滑厚腻苔。舌色不绛。

《医原》谓：“舌苔黄腻，湿热明征”。此病原由外感所起，发展演变而为昏迷，当属温病中的邪闭心包。然其舌色不绛，又无灼热、烦躁、谵语等症，显然不是热闭心包。据此舌苔之黄滑厚腻，可以断定系湿热痰浊蒙闭心包之证。

凡邪蒙心包一证，有热蒙心包和痰蒙心包之异。《通俗伤寒论》云：“伤寒转闭，其因有三，一热邪烁营，逆传心包而闭者：二痰因火动，蒙蔽神明而闭者；三湿热熏蒸，上蒙心包而闭者”。切不可一见神识昏蒙，即妄投牛黄、至宝等清心开窍之剂，否则，反有冰伏凉遏、闭门留寇之害。

此属痰浊蒙蔽心包之证。然痰蒙心包，每见神志时清时昧，而此病见一昧而不清，诚重证也。乃用豁痰开窍法，拟《温病全书》菖蒲郁金汤加减。处方：石菖蒲、竹沥各30g，郁金、滑石、薏苡仁各15g，山栀子、连翘、牛蒡子、菊花、川贝母各10g，佩兰12g，胆星6g，生姜汁10g。

病人口噤不能服药，乃用鼻饲将汤药灌之，日进2剂，翌日病人口张眼开，能口服汤药，但仍言语不清，时而神志昏蒙。以原方再进2剂，药后神志完全清醒，自述头晕耳聋，胸中痞闷，泛恶欲吐，精神困倦。盖痰浊未去，必然蒙蔽清阳，扰乱神明。当一鼓作气清湿热、化痰浊，遂将原方继进10剂，诸症痊愈。

按：菖蒲郁金汤中多取涤痰化浊之品，能开窍涤痰，清热利湿，功在牛黄、至宝之外。方中玉枢丹[又名紫金锭(提示：紫金锭在大学《方剂学》教材归为“开窍剂”之“温开”附方，用于化痰开窍)]乃化浊开闭必用之品，但近年来药店中常缺此药(外用紫金锭不可与此混同)，余每用胆星、川贝母、佩兰代之，依然取效。

提示：

病机	湿热痰浊闭阻心包
病症	昏迷……
方证	《温病全书》菖蒲郁金汤（含紫金锭）

三、食积（湿热积滞）

发烧长达四十天，湿热胶结故缠绵

2002年10月上旬，湘雅医院一位老教授亲自送其子弟并托我院某教授带来求诊，诉发热40余日，遍用了霉素、激素类药物，办法想尽，就是不能退其烧。询其症状，除40余日发热不退之外，尚有脘腹痞闷、食纳不佳、大便溏等症，望舌苔黄白而腻，脉象较数。

当即处方，嘱服5剂。病人出门不远，那位教授便说："我这个儿子发热40天不愈，可他只用几分钟时间就开出了处方，难道这么有把握？"我院某教授便对他说："你先吃了药看如何吧。"过5日，病人复至，喜告曰："发热已愈。"

诊治此病证为什么如此有把握呢？这就是长期临床实践经验的结果。叶天士曾指出：湿热胶结于肠中，病人大便溏，下之宜早，必以大便硬为度。此证持续发热不退，伴以脘腹痞闷，大便溏，且舌苔黄白腻，显系湿热胶结肠中所致。湿热胶结不去，所以发热久久不退，予以枳实导滞汤（提示：枳实导滞丸在大学《方剂学》教材归为"消食剂"之"消食化滞"，主治湿热食积证），5剂热退，当是意料中之事耳。

提示：

病机	湿热胶结肠中
病症	发烧；便溏；脘腹痞闷……
方证	枳实导滞汤

第一印象供参考，平脉辨证最可靠

某女，50岁，1986年5月就诊。患者自诉：1970年间，其家庭生活条件艰苦，饮食生冷饥饱无节，遂患泄泻兼腹痛的病症，持续发作达半年之久，经多方治疗始愈。但不久后或遇天气骤变，或饮食过饱，或食辛辣之物，或进生冷及油腻之品，则必触发，发则大便泄泻，腹中胀痛。延医用药，多为黄连素、氯霉素之类，服后痛泄即可控制。然仅过旬日又发，如此数年，其发作愈加频繁，每月发3～4次，春夏秋冬几乎无有间断，不得不经常自备黄连素、香连丸等随时服用。并先后5次住院治疗，其间也曾多次延请中医治疗，亦未获显效。今年入夏以来，症状明显加重，大便泄泻，每日轻则3～4次，重则7～8次，自觉大腹胀满，隐隐作痛，每于食后胀痛明显，矢气后胀痛才得以松缓，并且泻而不爽，所下稀便稠黏，每便之后都要刷洗厕缸，其粪始去。曾去医院做过数次大便检验，均未发现痢疾杆菌。患者饮食日见减少，精神日见衰弱，口中时苦时腻，脘腹时觉痞满，嗳气、矢气常作。视患者，其大腹较为胀满，按之觉痛，形体颇瘦，舌红苔垢腻而黄滑，脉滑。

泄泻而兼腹痛，其病位显然在肠胃，《内经》指出："六府者，传化物而不藏。"以肠胃言，则主司食物的传导及糟粕的传泄。如果传导失职，不通则病，故凡肠胃间病，诸如呕吐、泄泻、腹痛等疾，即使病程颇久，亦不可忽视实证。

本患者泄泻已达十余年，无疑正气亏虚，故而形瘦体倦。

其症见腹中胀痛，按之不舒，反欲矢气得缓，且大便泄而不爽，夹带黏液，这些都是实象。尤其是舌苔垢腻而黄滑，更表明腹中定有湿热、积滞。《医门棒喝》所谓“凡苔垢黄滑者，湿热也。”又泄泻脉滑，亦属实象，朱丹溪曾谓：“下利脉反滑，当有所去，下之安。”

由于患者表现了这些实证特点，所以尽管他是久泻，也要断定为实证。

据脉症分析：病属湿热夹积滞的泄泻腹痛证，治必清其湿热，去其积滞，方可止其泻，除其痛，乃拟木香导滞丸（提示：木香槟榔丸在大学《方剂学》教材归为“消食剂”之“消食化滞”附方，主治积滞内停、湿蕴生热）加厚朴，作汤剂服之。

处方：广木香6g，槟榔10g，大黄6g，枳实（麸炒）15g，神曲15g，茯苓10g，白术（炒）10g，泽泻6g，黄连5g，黄芩6g，厚朴10g，嘱服5剂。

次诊：患者自诉服药后大便爽快，次数减少，每日2～3次，腹中胀痛明显减轻。察其舌腻苔亦已减退，其脉仍滑。药已对证，施以原法原方，再进5剂。

三诊：泄泻基本控制，大便时溏，腹中已不觉胀痛，饮食增进，舌苔转为薄腻，脉滑。取效明显，可望根治，乃拟原方作丸剂，缓缓服之。

处方：广木香30g，槟榔60g，枳实60g，大黄30g，茯苓60g，泽泻30g，厚朴60g，白术60g，黄芩40g，黄连30g，神曲60g。合碾细末，和蜜为丸如黄豆大，每服20～30丸，早晚用温开水送服。约服月余，其泄泻腹痛基本痊愈。

四诊：时过半年，病人复来求诊，谓泄泻腹痛之病并未复发，但逢饮食稍多之后，便觉腹中微微胀闷不舒，大便时而溏泻1～2次。视其舌红苔薄腻，脉缓。

此乃脾气尚虚，滞犹未尽之征，改拟岳氏加减资生丸(提示：方解见后)，乃制丸剂服之。

处方：党参50g，炒白术50g，茯苓50g，甘草20g，砂仁30g，陈皮30g，桔梗30g，扁豆50g，怀山药50g，莲子肉30g，薏苡仁50g，芡实50g，炒麦芽50g，神曲50g，炒山楂50g，鸡内金50g，白豆蔻30g，藿香30g，黄连20g。

又过半年，患者约见，谢曰："病已痊愈，未见复发。"数年后余复追访，言其病确未再发。其人精神饱满，饮食正常，大便正常。十余年的痼疾得以根治。

此病属久泻，为何不考虑它是虚证，却断定它是实证呢？

"暴泻多实，久泻多虚"，这是指一般情况而言。若患者素体不足，虽非久泻，亦可为虚证，或暴泻过度，造成津脱阳衰，更为虚证。

又若久泻患者，虽则体质已虚，但却感受邪气，伤于饮食，邪留不去，则为实证；或虽久泻，而腹中宿有积滞未去，亦为实证。

因此泄泻不论新久，皆有虚实之辨，决不可一概而论。

久泻病证，每多缠绵反复而不易治愈，辨治久泻，最要紧的有两点：

一要审察虚实。一般而言，虚证中常见的有脾虚证、肾虚证及肝郁脾虚证。

脾虚证表现为大便溏泻，迁延反复，所下食物不化，伴食少体倦，食后脘腹满闷不舒，稍食油腻或稍事劳累则泄泻加重，面黄、舌淡、脉细。治当健脾益气，可用参苓白术散之类。

肾虚证表现为形寒肢冷，腰膝酸软，而泄泻多在黎明前后，舌淡苔白，脉沉细，治宜温肾固涩，用四神丸之类。

肝郁脾虚证表现为泄泻而脘胁或胁腹部胀痛，嗳气矢气，其泄每随情志郁怒而加重，苔薄，脉弦。治宜抑肝扶脾，用痛泻要方之类。

久泻中的实证，常见的有湿邪停滞证和宿积不化证。湿邪停滞证又有湿热、寒湿之分：

湿热证表现为泄下物稠黏如酱或夹黏液，腹中痞满，小便黄，舌苔黄腻，治以王氏连朴饮之类。

寒湿证表现为泄下物清稀，腹部冷痛，小便清，舌苔白滑厚腻，治以胃苓汤之类。

宿积不化证具有泄泻反复迁延，每与饮食相关，腹中胀痛不休，泻下物多腐臭之气，舌苔垢腻，脉滑有力等特点，治宜消积导滞，可用枳实导滞汤合保和丸之类。

二要注意兼夹证。临床所见，凡久泻不愈者多为兼夹证。如脾虚夹湿证、脾虚夹滞证、脾虚气陷证、脾肾两虚证、湿热兼积滞证等，而此类证候较之单纯的虚证、实证则尤为多见。

脾虚夹湿证：表现为大便溏泻，反复不愈，腹胀，食不化，四肢倦怠，舌苔白腻等特点。治宜健脾去湿，可用四君子汤合平胃散加淮山药、苡米之类。

脾虚夹滞证：表现为便泻时发时止，极易为饮食不节所触发，脘腹胀闷不舒，四肢倦怠，食欲不佳，泄泻时夹有不消化食物，常觉嗳腐吞酸以及舌苔腻等特点。治宜健脾化积，可用岳美中加减资生丸之类。（党参、白术、茯苓、山药、苡米、莲子、芡实、陈皮、甘草、炒麦芽、神曲、山楂、白蔻、藿香、砂仁、桔梗、扁豆、黄连）。

脾虚气陷证：表现为大便溏泻，遇劳则甚，食欲不振，一身酸困乏力，甚则肛门坠胀，舌淡，脉虚缓等特点，治宜升阳健脾，可用升阳益胃汤加减。（党参、黄芪、白术、陈皮、法夏、茯苓、甘草、黄连、泽泻、防风、葛根、柴胡、薄荷）。

脾肾两虚证：久泻不止，反复发作，常见完谷不化，每于五更时脐腹作痛，肠鸣泄泻，伴食少体倦，腹中冷痛，腰膝酸软，畏寒肢冷，舌淡苔白，脉沉缓等特点。治宜温补脾肾，可用理中汤合四神丸之类。

湿热兼积滞证：表现为泄泻兼腹痛腹胀，腹部按之不舒，泻而不爽，并夹黏液，舌苔黄厚腻，脉滑等特点。治宜清湿热、导积滞，可用木香导滞丸之类（本病例即属此类）。

总之，治疗久泻，必须注意其兼症特点，辨别虚实，分清主次。《谦斋医学讲稿》中说过一段话：“腹泻的原因不一，从本质分析不外两类：虚证属于内伤，浅者在脾，深者及肾；实证属于病邪，以湿为主，结合寒邪和热邪以及食滞等。根据病因病机，分别使用化湿、分利、疏散、泄热、消导、调气等多系泻法；健脾、温肾、益气、升提、固涩等多系补法。泻法中可以兼用补法，补法中也能兼用泻法，同时与其他治法互相结合，均须分清主次。”此话很有道理。

此外，久泻之病还须注意饮食宜忌。若饮食不节，生冷无忌，即使方药对证，亦难奏良效。《难经》所谓“损其脾者，调其饮食，适其寒温。”这一原则对于久泻至关重要。

或有人问：木香导滞丸属缓下之剂，临床用治泄泻，应掌握什么原则？

木香导滞丸功在消导积滞，清利湿热。《松崖医话》谓：“木香导滞丸……用治伤湿热之物，不得消化，痞满闷乱不安者。”《医方集解》又谓：“木香导滞丸……此足太阴阳明药也。饮食伤滞，作痛作积，非有以推荡之，积滞不尽，病终不除。故以大黄、枳实攻下之，而痛泻反止，经所谓通因通用也。伤由湿热，黄芩、黄连佐之以清热；茯苓、泽泻佐之以利湿。积由酒食，神曲蒸窨之物，化食解酒，因其同类，温而消之。芩连大黄，苦寒太甚，恐其伤胃，故又以白术之甘温，补土而固中也。”由是可见，木香导滞丸用治泄泻，法在通利去邪，因势利导，故其泄泻不论久暂，一定具有湿热、积滞的证候特点，一定属于实证。

要知湿热夹滞胶着肠道，并非一次性攻下就可以使邪气尽去，故诸承气汤皆非所宜。当以缓缓荡涤之法，持续服药，以俟邪去而正安，方可图其根治。《金匮翼》云："久泻不止，百药不效，或暂止而复来，此必有陈积在肠胃之间。积一日不去，则泻一日不愈，必先逐去陈积而复补之，庶几获益。"

提示：

病机	湿热、积滞于肠胃（缓下）
病症	泄泻；腹痛……
方证	木香导滞丸加厚朴；岳美中加减资生丸

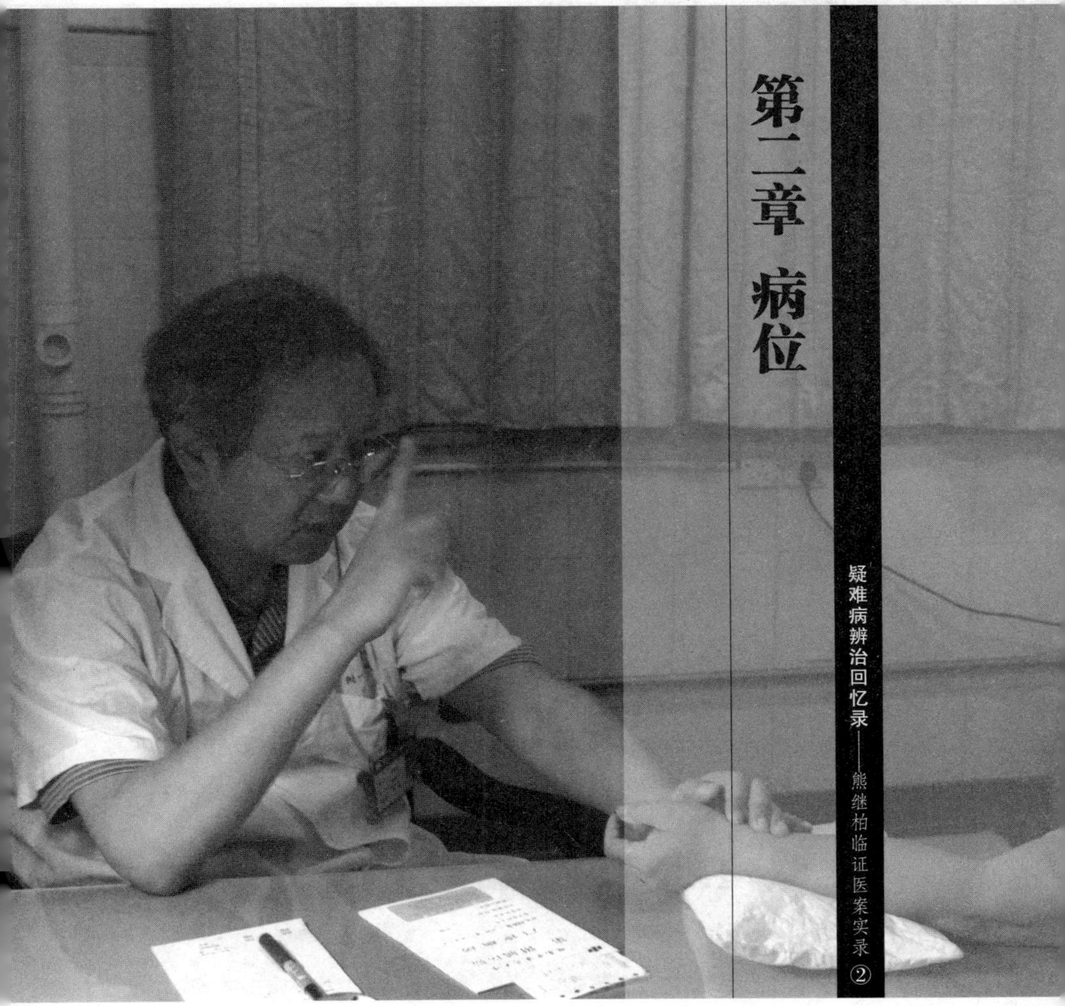

第二章 病位

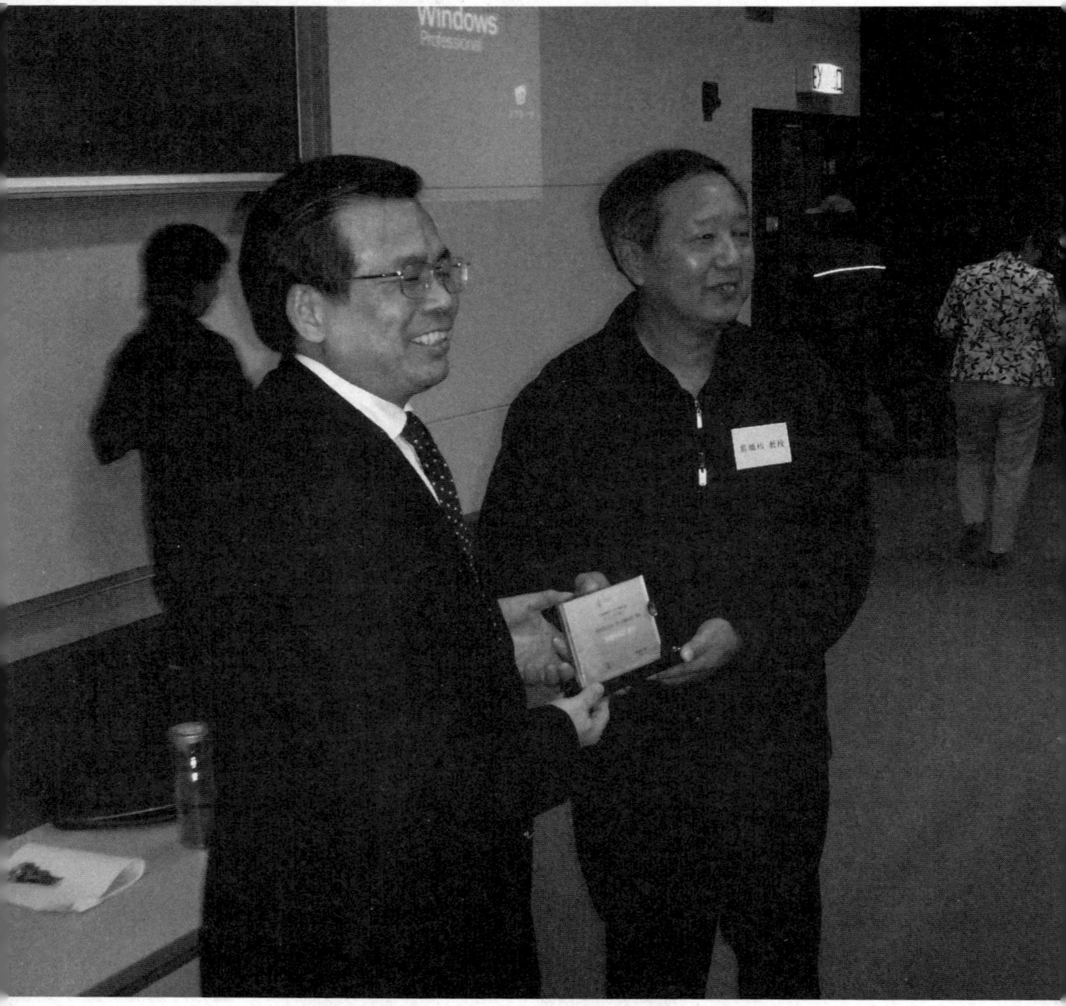

香港浸会大学中医药学院刘良院长为熊教授
颁赠杰出学者证书

第一节 （卫）气分与（营）血分

辨治急性高热病，务察卫气营血分

1986年11月治同事谭某之子，年4岁，起病5日，发热不休，热势甚高，上午体温39.8℃，下午40.8℃，微咳，咽痛，在某医院急诊室治疗，诊断为急性扁桃体炎。经用物理降温、抗生素与激素类药及输液治疗4个昼夜，热势依然未减，患儿神志亦时而表现不清，且烦躁不安，胸腹灼热，咽喉内两侧有明显红色肿块。询其家长，谓患儿口渴欲饮，大便干结，已两日未进食，察其脉数，指纹深紫。察舌色，绛红无苔。

诸症所具，确为"急性扁桃体炎"。但清热泻火诸药何以不能取效？再察舌色，绛红无苔，原来病变的症结不在气分，而在营分。叶天士指出："其热传营，舌色必绛。绛，深红色也。……纯绛鲜泽者，包络受病也。"章虚谷指出："心主营，营热故舌绛也。……纯绛鲜泽者，言无苔色，则胃无浊结，而邪已离卫入营，其热在心包也。"因舌色绛红无苔，便可察知其病变的焦点是热灼营阴。热邪既灼营阴，必当清营透热。

遂用清营汤（提示：清营汤在大学《方剂学》教材归为"清热剂"之"清营凉血"），并少加大黄为佐，取釜底抽薪之意(玄参15g，生地黄15g，麦冬15g，丹参6g，金银花10g，连翘10g，竹叶6g，黄连2g，水牛角片15g，生大黄4g)。嘱每小时服药1次，3小时之后药已进半剂，患儿热势开始下降。服完1剂，其热势大减，患儿神志完全清醒。翌日，体温渐趋正常，继以原方再进1剂，病痊愈。

提示：

病机	热在营分（热灼营阴）
病症	高烧；急性扁桃体炎；神志不清，烦躁不安，胸腹灼热……
方证	清营汤加大黄

治急性热病察舌要准：中医诊治急性高热症及急性传染病，尤须注意察舌，以辨清其卫气营血、邪正虚实。《伤寒论本旨》说：“观舌本，可验其阴阳虚实；审苔垢，即知其邪之寒热浅深也。”《伤寒指掌》说：“病之经络藏府，营卫气血，表里阴阳，寒热虚实，皆形于舌。”况急性热病之中，多有内热壅盛或湿热阻遏的诸多变化，于脉诊往往难凭，而舌诊较为准确，因此温病学家都注重察舌。据临床所见，察舌在辨治急性热病中具有见微知著的特殊作用。

辨治急性危重病，必须做到稳准狠

游某，男，38岁，农民。1974年盛夏，患赤痢两日，小腹部疼痛，里急后重，下痢脓血，日达数十次，渐至下血如注，血色深红而兼紫黑、成片状，高热不休，间或谵语，渴欲冷饮，心烦较甚。经某医院诊断为“中毒性痢疾”，乃转中医治疗。按其脉数，察其舌绛而干，舌中、尖部起芒刺。

此热毒内陷营血，下则灼伤阴络，上则扰乱心神。叶天士云：“入血就恐耗血动血，直须凉血散血”。遂以清热凉血解毒并清心安神为法，取犀角地黄汤（提示：犀角地黄汤在大学《方剂学》教材归为“清热剂”之“清营凉血”）合白头翁汤（提示：白头翁汤在大学《方剂学》教材归为“清热剂”之“清脏腑热”），送服安宫牛黄丸（提示：安宫牛黄丸在大学《方剂学》教材归为“开窍剂”之“凉开”）。

处方： 生地60g，粉丹皮10g，生白芍30g，川黄连12g，黄柏10g，秦皮10g，白头翁12g，犀角10g（磨粉）。

此方前7味浓煎，冲入犀角粉频饮，日2剂，另以安宫牛黄丸2粒，每次服1粒，日2次。服药24小时后血痢渐缓，神清热减，转危为安。继进2剂，诸症平息，调理数日而愈。

提示：

病机	热毒内陷营血，下则灼伤阴络，上则扰乱心神
病症	出血（便血）；赤痢（中毒性痢疾）……
方证	犀角地黄汤；白头翁汤；安宫牛黄丸

痢疾下血不止而高热神昏，是为险兆。《素问·通评虚实论》云：“肠澼便血，身热则死。”此时症情险恶，杯水难救车薪，取效贵乎神速。若仅用白头翁汤，恐力不能及，反而贻误病机，因取犀角地黄汤大剂以治之。

辨治急性温热病，察舌审脉最要紧

1989年9月治长沙市刘妇，年六旬，深秋发病，下痢腹痛，里急后重，继则下痢鲜血且发热不休，经某医院诊断为“中毒性痢疾”。住院6天，下血仍未控制，且见胸腹灼热、口干欲饮、心神烦乱等症，遂邀中医会诊。观患者形羸体弱，面色淡白，声低息短，呈一派大病衰弱之象。可是患者表现异常烦躁不安，脉象细而疾数，尤见其口唇鲜红，色似胭脂，嘱其张口察舌，竟见其全舌红色鲜明，光亮少津而无苔，舌上犹如血染一般，真可谓是“胭脂红舌”。

据笔者所阅方书，似无此“胭脂红舌”之名，然思《舌鉴辨正》曾提出一种“红星舌”，谓“全舌纯红，而有深红星点，乃脏腑血分皆热。”彼此相较，此虽未见深红星点，但其全舌纯红，红色极鲜，当属血分热甚无疑。这一特殊的舌色，反映了病证的症结所在，它表明其病邪为热甚；其病位在阴血，热伤阴血，必须速取清热凉血法，“入血就恐耗血动血，直须凉血散血。”

乃拟犀角地黄汤（提示：犀角地黄汤在大学《方剂学》教材归为“清热剂”之“清营凉血”）重剂，再加玄参、麦冬、地榆炭，嘱服5剂。5日后复诊，患者下血、发热及心神烦乱诸症皆愈。

嗣以益胃汤（提示：益胃汤在大学《方剂学》教材归为“治燥剂”之“滋阴润燥”）加白芍善后收功。

提示：

病机	热伤阴血(血分)
病症	下痢(中毒性痢疾)，心神烦乱……
方证	犀角地黄汤加玄参、麦冬、地榆炭；益胃汤加白芍

辨治“流脑”过三关，高热抽搐与昏谵

1966年仲春，余诊周某之子，年17岁，患高热烦渴，神昏谵语，手足抽搐，颈项强直，角弓反张，其面颊、前胸及臀部等处出现紫黑色斑块，甚者如火燎之状。患儿舌黑齿枯，齿黑舌焦，声音嘶哑，舌上起芒刺，脉数而大。病已8天，曾用中西药救治，服清热泻火息风之剂而其效不显。

邪热猖盛，营血被灼，阴液将竭，已呈一派凶险危急之候。证属春温发痉(西医诊断为流行性脑脊髓膜炎)。

乃以余师愚清瘟败毒饮（提示：清瘟败毒饮在大学《方剂学》教材归为“清热剂”之“清热解毒”，主治瘟疫热毒、气血两燔)大剂，再加僵蚕、钩藤、大青叶。

此时若以轻缓平淡之剂，焉能拯此急暴垂危之势？方中石膏用量250g，生地黄、玄参、大青叶用至30g，黄连亦用15g，犀角（水牛角代替)30g，其余诸药俱用大剂之量，嘱取农村常用的大锅浓煎其药，昼夜频服，药进3剂，其病竟转危为安。

此病若以平常之方、平常之量治之，岂非杯水车薪乎？

余思医者临证之际，必须心小而胆大。若遇急暴之病，尤当如斯。

提示：

病机	邪热猖盛，营血被灼，阴液将竭
病症	春温发痉(流行性脑脊髓膜炎)；高热；神昏谵语；紫黑色斑块……
方证	余师愚清瘟败毒饮加僵蚕、钩藤、大青叶

“流脑”发于冬春，属急性传染病，以小儿居多。其症高热、头痛、呕吐、颈项强直，并见四肢抽搐，甚至谵妄、昏迷、斑疹。3岁内小儿多见囟门肿起。本病属于风温、春温范畴，亦属于疫病。余师愚《疫疹一得》云：“疫则头痛如劈，沉不能举……唯头汗更盛……疫证之呕，胁不痛，因内有伏毒，邪火干胃，毒气上冲，频频而作。”个人所见，辨治“流脑”，其临证之要有三：

1.辨证重在卫气营

“流脑”初起，每具风温表证，如头痛、身灼热，微恶风，口渴，自汗，呕吐，舌苔薄黄，脉浮数或数大有力。兼见颈项不舒，小儿囟门隆起，偶作惊搐之状。此乃邪伤卫、气之候，治宜辛凉之剂，取银翘散去豆豉加石膏、葛根、竹茹、大青叶、钩藤。

若见高热不休，口渴不止，自汗，心烦，头痛剧烈，呕吐频繁，颈项强直，四肢抽搐，斑疹透露，舌绛脉数，甚至出现谵语昏迷等症，此乃热炽气营之候，宜用清气凉营解毒之剂，用清瘟败毒饮加大青叶、紫草、葛根、竹茹治之。

抽搐甚者，加钩藤、僵蚕、地龙、全蝎、羚角之类清热息风。

昏迷谵语者，配服至宝丹、紫雪丹或安宫牛黄丸之类清心开窍。

大便秘结不通者，加大黄通腑泻热。

喉中痰多者，加玉枢丹、川贝母、竹沥或天竺黄之类以豁痰，此辨治之大法也。

2.施治须防热瞀瘛

“温邪则热变最速”，“流脑”高热不休，最易变发抽搐、昏瞀而形成危证。

若以高热抽搐为主，治当清热以止痉，用羚角钩藤汤合白虎汤。

若高热抽搐而见便闭谵语者，又当合调胃承气汤。

若热退之后而持续抽搐，舌黑焦干，形体衰弱，手足心热，脉细或细而数者，此为热伤阴液、虚风内动之危候，须用大定风珠滋阴以息风。

若见昏迷，治当清心开窍，紫雪丹、至宝丹、安宫牛黄丸皆可随证选用，或用清宫汤送服。

若昏迷高热兼大便不通者，必须通泻腑气，用牛黄承气汤。

若昏瞀久而不苏，要谨防虚脱。如果患者四肢厥冷，面色灰白，口张气短，大汗淋漓，舌质淡白，脉细而弱者，此乃阴阳俱脱之候，切不可使用至宝、紫雪、牛黄之类，亟宜生脉散加附子，力挽垂危。

3.临证用药要果断

“流脑”病势嚣张，传变迅速，用药必须果断。余师愚之清瘟败毒饮，其大剂石膏用八两，生地用一两，犀角用八钱，黄连用六钱，谓："热疫乃无形之毒……重用石膏直入肺胃，先捣其窠巢之害，而十二经之患，自易平矣。"

第二节 上中下与脏腑经络

脏腑表里同受病，五脏不平腑闭生

万某，男，35岁，农民。1970年7月，初患咳嗽发热，以外感论治，病势稍解，但数日之后突然喘促大作，咳嗽加剧，且痰多而稠黏，伴身热、口渴、自汗、胸闷等症，并见日晡潮热，两足厥冷，病人自以棉被紧裹其足。望其舌苔黄白相间而厚，察其脉数而右寸略显实大。不便秘、不腹满。

拟作肺热壅盛之喘促论治，投以麻杏石甘汤（提示：麻杏石甘汤在大学《方剂学》教材归为"解表剂"之"辛凉解表"），服2剂，其喘不减。

又投加味泻白散（提示：泻白散在大学《方剂学》教材归为"清热剂"之"清脏腑热"），服2剂，诸症如前。

详思此证，病由外感所起，虽经治疗，而余邪未尽，邪气化热壅遏于肺，使肺失清肃，因而喘促大作，咳嗽加剧。

其舌苔黄白相间，热邪尚在气分。

脉数而右寸实大，确系肺热壅盛。

但是，连进宣泄肺热及清肺泻火之剂，却未能奏效，可见此证并不局限于肺。

今见病人胸闷，痰多而稠黏，显系痰热壅结上焦。

又见日晡潮热及两足厥冷，当属阳明腑实证候。

盖肺与大肠互为表里，肺经实热可以下累大肠，以致腑气不通。大肠属阳明，乃见日晡潮热，《伤寒论》以日晡所发潮热，属阳明病，阳明腑气不通，热邪上迫于肺，于是喘促大作；阳热逆上而不下达，遂见两足厥冷。此所谓脏腑同病，表里俱实之证。正是《素问·通评虚实论》所述的“五藏不平，六腑闭塞之所生也。”

今病人虽然便不秘、腹不满，然邪热已经阻塞气机，腑气不通，此时非下不可。

本例喘促系肺热累及大肠，表里俱实之证。病非外寒郁热，故初用麻杏石甘汤无效；亦非肺热独盛，故继用加味泻白散不应。应抓住“表里俱热，腑气不通”这个关键，表里同治，上下两清。

吴鞠通说：“喘促不宁，痰涎壅滞，右寸实大，肺气不降者，宣白承气汤主之。”此方一以清泄肺热，一以通降腑实，上下合治，遂处原方。

处方：杏仁9g，炒瓜蒌壳12g，石膏30g，大黄10g。此方连进3剂，其病告愈。

提示：

病机	痰热壅结上焦；阳明腑实；脏腑同病，表里俱实
病症	喘 ……
方证	（麻杏石甘汤；加味泻白散）宣白承气汤

脏腑经络紧相连，病性病位可传变

丁某，男，17岁，农民。1973年长夏患病，症见发热，咳嗽，气急，胸痛，吐浊痰黄稠而夹脓血，气味腥臭，舌红苔黄厚，脉滑数。

脉症合参，诊为肺痈，乃以千金苇茎汤（提示：苇茎汤在大学《方剂学》教材归为“清热剂”之“清脏腑热”）加味治之：芦根15g，生苡米15g，冬瓜仁30g，桃仁10g，桔梗15g，蒲公英30g，鱼腥草30g，甘草10g。

次诊：药进4剂，病势大减，咳喘渐平，但患者旋即恣食桃李，过三日辄复发热，绕脐腹痛，痛处拒按，腹部微胀，大便不通，舌苔黄腻，脉象滑数有力。

疑其瘀热未尽，又加宿食结聚不化，改用攻下之法，用桃核承气汤（提示：桃核承气汤在大学《方剂学》教材归为“理血剂”之“活血化瘀”）去桂枝，加三棱、莪术治之。桃仁10g，大黄10g，甘草6g，三棱10g，莪术10g，芒硝10g（冲服）。

三诊：药进3剂，大便竟频下脓血，日十余次，臭秽熏人，其量甚多，如此三日，脓血方尽，痛势随缓。

思其脓血因攻下而出，原系肺热下移大肠，蓄结而成痈脓，适因桃李积滞而发。昔明代江应宿治贡士汪某，患泄下赤白月余，投药数剂而愈，但六脉洪数不减，因循半月，遂觉右乳旁牵痛，面赤，吐痰腥臭，次吐脓血甚多，诊为肺痈（《名医类案》）。彼大肠之下痢既可以传为肺痈，此肺痈之热毒又如何不能传与大肠？

肺痈病，系由风热客肺，热伤血脉，蓄结而成痈脓，《金匮要略》指出：“风伤皮毛，热伤血脉，风舍于肺……热之所过，血为之凝滞，蓄结痈脓，吐如米粥，始萌可救，脓成则死。”然肺与大肠相表里，其病变本可彼此传变，相互影响，本案即是实例之一。盖痈在肺当治肺，痈在肠则治肠，总宜排其痈脓，随证治之。近代名医张伯臾认为：“肺痈是热毒，演变常迅速，关键在排脓，痊愈亦较速。”(《张伯臾医案》)诚哉斯语！

今痈脓既出，仍宜因势利导，务尽其邪，遂改用《金匮要略》薏苡附子败酱散，方中附子易大黄，并加味以治之：生苡米30g，败酱草30g，大黄6g，煅没药10g，银花15g，蒲公英30g。

四诊：服药3剂，腹痛已止，大便如常，但饮食少进，患者此时形羸体弱，舌红苔少，脉象虚细。

乃以叶氏养胃汤加减治之，调理半月而愈。处方：玉竹30g，沙参30g，麦冬30g，花粉12g，扁豆12g，桑叶6g，甘草6g。

提示：

病机	痰热（脓血）；瘀热+宿食；肺热下移大肠，蓄结而成痈脓（病位传变）
病症	肺痈，发热，咳嗽、气急、胸痛、吐浊痰黄稠而夹脓血，继现腹胀、腹痛，大便秘，并下脓血
方证	千金苇茎汤；桃核承气汤去桂枝，加三棱、莪术；薏苡附子败酱散，附子易大黄；叶氏养胃汤

病性病位要辨清，治病才能求其本

我曾经治过一个奇怪的黑汗病案。患者是位三十几岁的女同志，是医科大学的一位教师，身流黑色的汗。一开始她还没发现，洗内衣时没注意，晒起来后发现怎么内衣上有黑色。这是谁弄的墨水？最初她还在猜测，谁搞的恶作剧，往自己的内衣上洒墨水？没想到以后每次洗内衣的时候，发现内衣上的黑色痕迹越来越多，她才明白过来，原来黑色痕迹是自己身上流出来的黑汗。西医教授们多次诊断，只有一个结论：内分泌失调。此后，她又跑到北京，各大权威医院检查的结果还是内分泌失调。后来，有些西医教授向她推荐来找我。她的病案原始记录如下：

刘某，女，35岁，教师。1999年9月就诊：诉遍身出黑色汗，尤以腋下、乳下及腹股沟部为甚，初起发现每将乳罩、汗衫及短裤脱下时，上有淡黑色斑块，继而发现是汗出黑色所染，病及数月，前医诊断为内分泌失调，但久治不效。诊见：手足心热，容易自汗，但无盗汗，口微渴，舌红、苔薄黄，脉细数。

脉细数，舌红、苔薄黄，手足心热，容易自汗，但无盗汗，口微渴，辨证为阴虚。

那为什么汗是黑色呢？黑色代表什么呢？我想起了《内经》的原文：“在天为寒，在地为水，在脏为肾，在色为黑”。“在脏为肾，在色为黑”，黑色是属肾的。还有，《素问•风论》讲：“肾风之状，多汗恶风……其色炲。”“炲者煤灰也”，肾风病，人的皮色都发黑。原文说的是皮色发黑，那么现在汗出黑色，不也与肾相关吗?!

刚才分析出患者为阴虚，现在又分析出病位为肾，所以综合起来不就是“肾阴虚”吗。此证虽无恶风，但自汗色黑，而手足心热、脉细数，当属肾经虚热所致。原来这个怪病是肾阴虚热引起的黑汗。

肾阴虚热，用什么治疗呢？很简单，大学教科书上就有知柏地黄丸(提示：知柏地黄丸在大学《方剂学》教材归为“补益剂”，作为“补阴”之六味地黄丸的附方，为六味地黄丸加知母、黄柏，主治肝肾阴虚、虚火上炎证)。

乃拟知柏地黄丸加三甲(龙骨、牡蛎、龟板)治之。

处方：熟地黄15g，山药、山茱萸、泽泻、牡丹皮、茯苓、黄柏、知母各10g，炒龟板、煅龙骨、煅牡蛎各20g。每天1剂，水煎服。一个星期后，患者来复诊了。她说我的汗减少了至少70%。再吃一星期，黑汗完全没有了，好了。她治疗了将近一年，到处治都没治好，现在终于吃了两周药就治好了。

后来我才知道，她把我的处方拿到她所在的医科大，因为那所大学很多教授都知道她得了怪病，西医治不好。而现在这个怪病居然被治好了，是湖南中医药大学的熊老师治好的。于是，这些西医教授很感兴趣，中医到底怎么治疗的？用什么“秘方”治好的？教授们问她你带了熊老师的处方吗？她就把处方给西医教授看。教授们就开始研究，西医教授也有对中医感兴趣的。

却说这个女患者，黑汗的病治好了，她就不吃药了。因为我给她开的药里有黄柏，很苦的，她吃怕了。然而只过了一个多月，她的黑汗病又复发了。这个患者于是就找自己学校的教授。她对那些教授说：熊老师的处方你们都看了，帮我研究研究这个方，能不能别太苦啊？熊老师开的药太苦了，我喝起来太难受。

患者学校的教授就说：熊老师方子里治疗你黑汗的

药恐怕主要是龙骨、牡蛎。龙骨、牡蛎收敛，有敛汗的作用啊。这龙骨、牡蛎，熊老师给你开20g，我们给你加到50g。再给你加一味药，比熊老师的方子还好，给你加一味黄芪50g。这三味药不苦。

女患者欢天喜地回家吃药了，结果吃了半个月的药也没有效果。为什么没效呢？这是因为作为西医很难了解中医的奥妙所在。西医教授认为治疗这个黑汗，只要止汗就行了。这是局部的对症治疗，而不是整体的辨证治疗。具体来说：黄芪龙牡散那是治“气虚自汗”的，能够敛汗不假。但是这个女患者的整体状态是“阴虚”，而且是“虚热”，这和“气虚”的病机并不完全一致。后来，这个患者又跑过来找我治疗，我一看，她还是舌红，脉细数。于是，我仍然开原方知柏地黄汤，吃了一段时间药后，患者的黑汗便彻底治好了。

后来，这个患者就问我：我们学校教授明明是照你的方，提炼出来两味主药，为什么没有效果呢？我告诉她说：中医是要开方剂的，一定要有汤方，不是哪一味药能起决定作用，这才是中医的优势所在。这也是中医的奥妙所在，西医很难认识到这一点，因为他们不搞辨证施治的，而是侧重于抓局部抓细节，搞对症治疗，而中医则侧重于整体治疗，搞辨证施治。

提示：

病机	肾阴虚热
病症	黑汗；手足心热；自汗……
方证	知柏地黄丸加三甲(龙骨、牡蛎、龟板)

奇特病症固然奇，基本辨证能解谜

2004 年4月坐门诊时碰到一奇特病症，病人刘某，女，38 岁。患病一月余，从右乳头下缘直至右侧腹股沟，呈一条直线形剧烈疼痛，并逐渐肿起，其肿起处长约尺余，宛如一根铁丝埋在皮下，坚硬不移，凸出皮肤，约有筷子粗细，疼痛拒按，但局部不红不热，疼痛日夜不休，入夜益甚。经几家医院诊治，结论为腹壁静脉炎及肋间神经疼。

观此病痛部位上起于期门穴，直下少腹，显系“足厥阴肝经”经脉所过之处，此为病位；而局部肿硬不移，疼痛如刺，当属瘀阻，此为病性。于是辨证为肝经经脉瘀阻证，处以血府逐瘀汤，服药一周，疼痛全止，其条索肿起处亦消减过半；原方再服一周，病痊愈。

提示：

病机	肝经经脉瘀阻证
病症	疼痛……
方证	血府逐瘀汤

第三节　表里半与汗吐下(利)和法

表证自然要解表，诊断必须察秋毫

邓某，女，40岁。这个病人是湖南中医药大学的一个老师。2001年暑假期间，突患发热，开始39℃，送医院急诊室。第三天热势高达41℃，持续5天，热势不减，已请中医会诊。第一次处方银翘散，第二次处方大剂白虎汤，石膏用60g，服药后高热还是41℃。白虎汤吃了3剂没下来。物理降温也用了，可是体温41℃就是下不来。病至第八天学校某领导请我去看看。我进门第一眼，看见这个病人睡在床上，身上盖着毛毯。当时什么气候？大家穿短袖衣，吹空调，她却盖着一床毛毯。患者身热如火，身无汗出。我问她恶寒吗？她说微恶风寒，口不甚渴，其他没什么症状。我说你头痛吗？不明显。就是发高烧，就是恶寒。她那时有些迷糊，讲话都颠三倒四。舌苔白腻，脉浮数。

"病有发热恶寒者，发于阳也"，这是一个最基本的常识。你再热，我不管你40℃、41℃，你恶寒啊，烧到那么高，怎么冒出一个恶寒呢？这个毯子盖得反常嘛。明明是个表证嘛，给我第一印象，表证。这就是个标准的夹暑感冒。

可以明确处方了吧！新加香薷饮(提示：新加香薷饮在大学《方剂学》教材归为"祛暑剂"的附方，主治暑温夹湿，复感于寒证）加滑石。3剂药。第一剂药吃完，退烧了。我说把后面两剂吃完，慢点吃，别着急。就是这一个方退烧。可见中医用方，辨证一定要准。

夹暑感冒的发生，首先是在暑天；其次，它的症状，大热天出现恶寒发热，头痛身痛、无汗，很像是风寒感冒，可是她有心中烦，她有小便黄，或者有出汗，这就要小心。这就不能用荆防败毒散。你用银翘散或荆防败毒散都是没用的。用什么方呢？要用新加香薷饮。吴鞠通讲："手太阴温病，发热恶寒，头痛身疼，但汗不出者，新加香薷饮主之。”香薷，一味特殊的药。它的作用是两个：第一个，发汗解表；第二个，涤暑除湿，它有涤暑除湿的作用。所以，后世有医家曾经说香薷是夏月的“麻黄”。我们夏天不用麻黄而用香薷，它可以起到麻黄发汗解表的作用。但是，它还可以起到麻黄不能起到的作用，就是涤暑祛湿。这就是香薷的特点。因此，夏日治夹暑感冒，要用新加香薷饮。

提示：

病机	表证；暑温夹湿，复感于寒
病症	感冒……
方证	新加香薷饮

服药无效病反增，苦苦思之辟蹊径

刘某，男，40岁，农民。1978年仲冬，患腰痛不能行动，病家用担架送来就诊。自诉七日前起病，腹中胀满，腰部疼痛剧烈，并有畏冷沉重之感，食欲减退，大便微溏，舌苔白腻，脉象沉缓。

乃以甘姜苓术汤（提示：甘姜苓术汤（肾著汤）在大学《方剂学》教材归为“祛湿剂”之“温化寒温”附方，主治寒湿下犯）治之。服药2剂，腹胀未除，而腰痛益甚，不能转侧。观其脉舌如前而湿象明显，状如“肾著”，但甘姜苓术服之不应，且痛胀日增。

苦苦思之，该病岂仅湿邪使然？必是水饮泛遏。以湿为阴邪，水亦阴邪，水湿相抟，其势猖獗，绝非温化所能及也。遂改用除湿利水之法，以胃苓汤(提示：胃苓汤在大学《方剂学》教材归为“祛湿剂”之“利水渗湿”附方，为平胃散合五苓散)合《儒门事亲》下水之剂禹功散治之。

处方： 小茴香、茯苓、厚朴、苍术各12g，白术、陈皮、猪苓、泽泻、桂枝、黑丑牛各10g，甘草6g。药进3剂，痛胀均除，其病乃瘳。

按：“水饮腰痛”在古代医籍中虽未正其名，然多言其证，《金匮要略·水气病》指出：“肾水者，其腹大，脐肿腰痛。”《诸病源候论·腰背病诸候》又指出：“肾主腰脚，肾经虚则受风冷，内有积水，风水相抟，浸积于肾，肾气内着，不能宣通，故令腰痛。”

又禹功散(小茴香、炒牵牛子)，《儒门事亲》谓为“下水之剂”，寓大禹决水之意，用治停饮肿满；《丹溪心法》记载，黑丑一味治腰痛，茴香一味亦治腰痛。故凡水饮所致的腰痛病，余每选用禹功散，多取捷效。

提示：

病机	水饮；（误诊误治）
病症	腰疼 ……
方证	（肾著汤）禹功散合胃苓汤

（编者按：如下两则病案，与上述病案的治疗异曲同工，然笔者未提及单用五苓散或肾著汤“利水”可能效果不佳，而合用“下水”禹功散则疗效可期的深层思考，或是因为作者已经从失败中获得经验）

1995年季秋治中年男子陶某，患腰背部疼痛，伴畏寒肢冷，每于子夜后腰痛尤甚而不能卧。病历2个月，腰背转侧不利，且兼脐腹部胀痛，两足跗肿。舌苔白滑，脉象沉缓略细。

断为水寒闭郁之腰痛证，遵“水郁折之”之法，拟甘姜苓术汤(提示：甘姜苓术汤(肾著汤)在大学《方剂学》教材归为“祛湿剂”之“温化寒湿”附方，主治寒湿下侵)合禹功散(小茴香、炒牵牛子)加附子(白术15g，茯苓15g，干姜10g，炙甘草6g，黑附片10g，小茴香8g，炒黑牵牛6g)。服药7剂，腰痛、浮肿悉减；继服5剂，诸症痊愈。

提示：

病机	水寒闭郁
病症	腰痛症……
方证	肾著汤合禹功散加附子

《素问•六元正纪大论》云：“水郁之发……民病寒客心痛，腰椎痛，大关节不利，屈伸不便，善厥逆，痞坚，腹满”。水郁之发，为水寒之气盛行，凌心则心痛；伤肾则腰椎痛；伤骨则关节不利。

治法“折之”，折者，折断、斩除之意；《说文》“折”作“断”，“断也，从斤断草。”凡水寒之气盛者，必须蠲寒除水，即所谓“折之”。王冰曰：“折谓抑之，制其冲逆也。”如张仲景用苓桂甘枣汤治水饮奔豚证；用真武汤治阳虚水泛证。或用乌头汤、白术附子汤治疗寒痹骨痛证等，其或温阳化水，或温阳祛寒，均在“水郁折之”之列。

1978年深秋，丁某（男，25岁，建筑工人）来就诊。诉四日前猝然发作腰痛，痛引背腹，呼叫不绝。曾以闪挫腰痛论治，药投罔效。余视之，病人面色淡白，四肢欠温；痛处拒按，不可俯仰，动则痛甚；背腹皆胀痛，腹中辘辘有声，口中泛吐清水；舌苔白滑，脉沉弦。询其未曾闪挫。

未曾闪挫，并非瘀阻之证。然起病突然而痛势剧烈，析其脉证特点，似是水饮为患。盖水为阴寒之邪，而肾属水寒之脏，“腰者肾之府”，水寒之邪客于水寒之脏，乃致痛胀并作，权名“水饮腰痛”。治之之法当温阳利水，蠲逐水饮，温散阴邪，使其由小便去之。用五苓散合禹功散，所谓“其下者，引而竭之”也。《儒门事亲》以禹功散(小茴香、炒牵牛子)为下水之剂，寓大禹决水之意，用治停饮肿满。凡水饮所致之腰痛病，禹功散亦可资选用。

故以禹功散合五苓散(提示：五苓散在大学《方剂学》教材归为“祛湿剂”之“利水渗湿”)图治。

疏方：桂枝10g，漂术12g，茯苓15g，猪苓10g，泽泻12g，小茴(炒)10g，黑丑牛10g。服药1剂，痛势大减。连进3剂，痛胀均除。

提示：

病机	水饮
病症	腰疼 ……
方证	禹功散合五苓散

肠痈成脓不可下，千古戒律应详察

1971年仲秋，余治杨氏女，16岁，患病八日，少腹剧烈疼痛而手不可近，其痛难忍，竟不辨左右轻重。腹胀满，身发热，大便秘结，小便黄赤，舌质紫、苔黄，脉弦数而大。

疑属肠痈，以大黄牡丹汤(提示：大黄牡丹汤在大学《方剂学》教材归为“泻下剂”之“寒下”)加败酱草30g，蒲公英30g，薏苡仁30g治之。

药进2剂，患者竟便下脓血甚多，腥臭难闻，病亦随之而愈。

提示：

病机	湿热瘀滞，实热充斥
病症	肠痈……
方证	大黄牡丹汤加败酱草、蒲公英、薏苡仁

同年孟冬，又治伍某，年45岁，患病九日，右下腹疼痛剧烈，腹部胀满，腹皮拘急，按之无积块，右腿屈伸不利，大便时夹脓血，舌苔黄而腻，脉沉数有力。

又以大黄牡丹汤加味治之，亦下脓血而愈。

提示：

病机	湿热瘀滞，实热充斥
病症	肠痈，便时夹脓血……
方证	大黄牡丹汤

《金匮要略》有“肠痈……脓已成不可下”之戒，而

在大黄牡丹汤方之后又复云："顿服之，有脓当下，如无脓，当下血。"可见仲景之意，并非指一切成脓之肠痈皆不可下。

盖肠痈不论已成脓、未成脓，凡见舌苔黄、脉数大等实热充斥之候，皆宜下其瘀热。若其脓已溃，邪热尚盛，瘀热脓血阻遏而无出路，理当下其邪热，逐其脓血，此《内经》所谓"在下者，引而竭之"是也。

外邪悬饮合为病，经云间者当并行

伍某，男，42岁，农民。1967年6月就诊：患者初起微微恶寒、发热，继而寒热交作，右侧胁肋部位疼痛，伴咳嗽气短，咳时吐涎沫，咳则胁下疼痛难忍，身体不能转侧，动则疼痛加剧，口渴而喜热饮，胸闷而且泛恶。舌苔白，脉沉弦。

患者初起症见恶寒发热，乃由表邪所起；继而寒热往来，又为邪犯少阳。

此病胁下疼痛，并见咳嗽气短，而且咳吐涎沫，疑属水饮为患。其渴喜热饮，胸闷泛恶，以及舌苔白、脉沉弦等，均属饮病征候。《金匮要略》云："饮后水流在胁下，咳唾引痛，谓之悬饮。"可见本证系悬饮胁痛。

本证外现寒热而内见胁痛，寒热固系外邪，胁痛却因水饮。对于这种外有表邪、内有悬饮的复杂情况，仲景在《伤寒论》中曾示先例，如"太阳中风，下利呕逆，表解者，乃可攻之。其人漐漐汗出，发作有时，头痛，心下痞鞕满，引胁下痛，干呕短气，汗出不恶寒者，此表解里未和也，十枣汤主之。"仲景在这里特别强调指出，必须是汗出不恶寒者，为表证已罢，乃可以十枣汤攻之。

因此，治当表里兼施，一以小柴胡汤(提示：小柴胡汤在大学《方剂学》教材归为“和解剂”之“和解少阳”)去人参、甘草，和解少阳；一以控涎丹(提示：控涎丹在大学《方剂学》教材归为“泻下剂”之“逐水”附方，主治痰伏胸膈)，蠲逐水饮。

取小柴胡汤和解少阳之枢，以使邪气外达；以控涎丹攻逐水饮。亦寓《内经》“间者并行”之意。

处方：

①柴胡15g，黄芩6g，生姜10g，大枣15g，法半夏10g，水煎服，每天1剂。

②炒甘遂6g，大戟10g，白芥子30g，合碾细末和蜜为丸，早晚吞服。每次约服5g。

上两方配合服用，三日之后病人胁痛渐止，诸症亦皆减退。

于是改以轻缓之剂，拟二陈汤加葶苈子、白芥子，进一步肃清余邪并作为善后之法。

处方：陈皮10g，法半夏10g，茯苓30g，甘草6g，葶苈子10g，白芥子10g，大枣15g，连进3剂，其病乃愈。

提示：

病机	水饮（悬饮），邪犯少阳（间者并行）
病症	胁痛……
方证	小柴胡汤去人参、甘草；控涎丹

第三章 病症

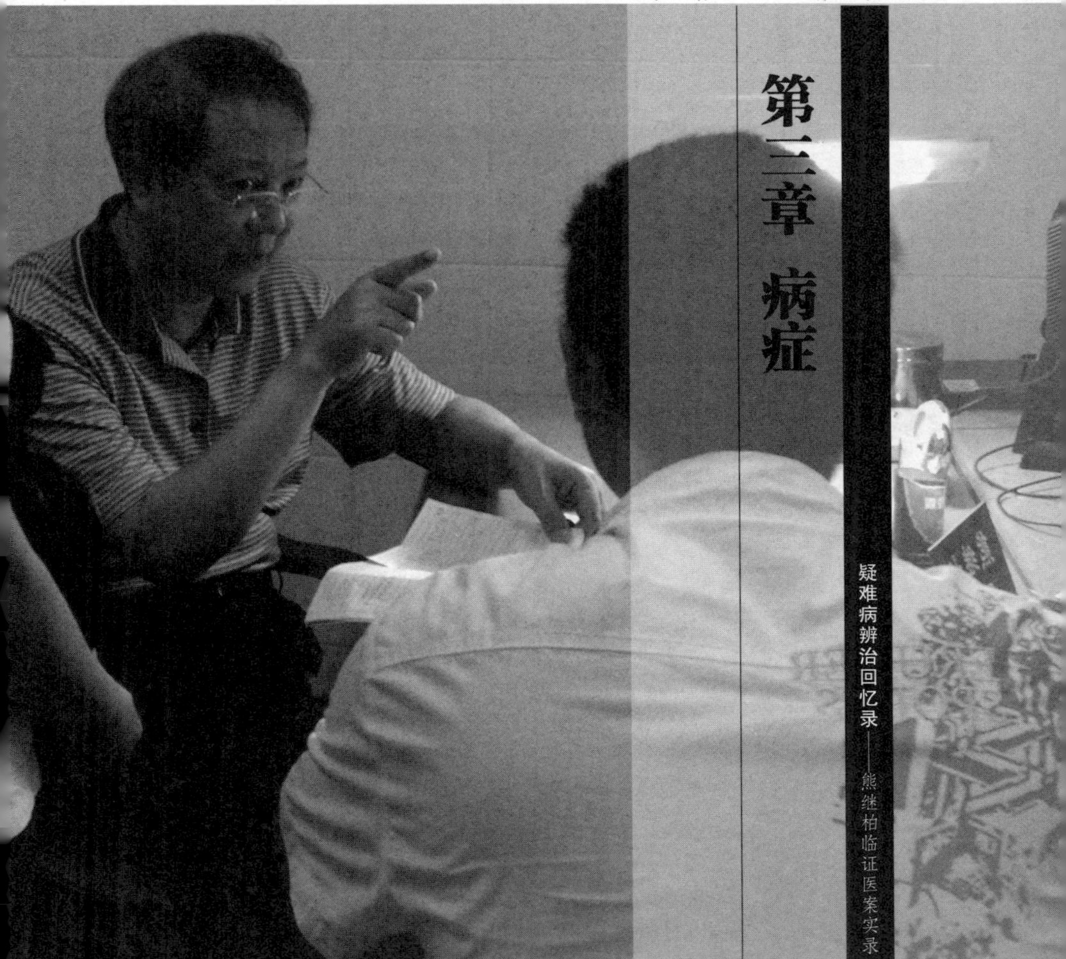

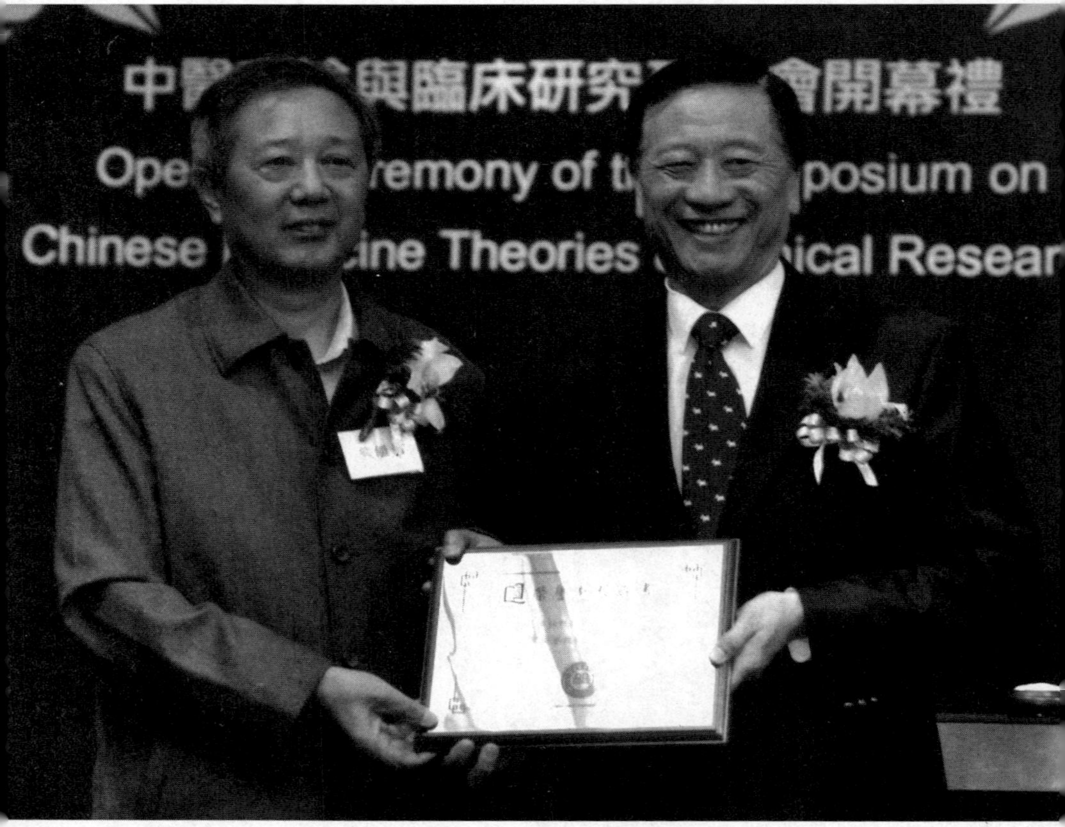

香港浸会大学校长吴清辉先生为熊教授颁赠荣誉教授证书

第一节　内风症

妊娠子痫辨虚实，阴虚动风是其本

吴某，女，26岁，1977年6月就诊。患者自诉1976年怀孕6个月时，自觉头晕，耳鸣，心烦，四肢麻木，以致坐立不稳。当地医生曾作眩晕病治疗，效果不显。不久又出现全身肌肉阵发性痉挛，并突然双目视物不清，送某地区医院检查，血压158／113mmHg，诊断为高血压子痫病。经人工引产后，其病方愈。医生嘱其不可再妊，应废止生育。可是1977年患者又复怀孕，妊期刚达6个月，又觉头晕耳鸣，心烦不安，四肢麻木，经当地医院检查，血压又达150／98mmHg。由于患者及其家属都不愿意再做引产，遂改延中医治疗而转来我处就诊。望其舌质淡红而无苔，按其脉细而略数。询其病情，患者自觉头晕、耳鸣，双目有明显胀感而且视物不清，头部巅顶胀痛，后颈项强直不舒而且有胀痛感，四肢麻木，面唇部亦有麻木感，手指和小腿肚肌肉时作痉挛抽搐，并伴口燥咽干，心烦心悸，夜寐不安，手足心热，入夜尤甚，以及多饮少食、大便干燥等症。

细推此病，妊娠子痫征候明显，然患者脉症表现均呈一派精血不足、真阴亏乏之虚候，当属真阴亏于下、风阳扰于上的阴虚动风证。患者肝肾之阴亏乏，阴虚不能柔肝，于是虚风内动。

乃拟滋阴息风法，取吴鞠通之三甲复脉汤(提示：三甲复脉汤在大学《方剂学》教材归为“治风剂”之“平息内风”附方，用于滋阴复脉，潜阳息风)以治其本。

又因患者风阳上亢之症较甚，故在原方中再加僵蚕、钩藤二味息风药以治其标，标本兼施。

处方：熟地30g，生白芍30g，麦冬15g，炙甘草10g，生阿胶12g(烊化)，生牡蛎15g，龟板15g，鳖甲10g，火麻仁12g，僵蚕10g，钩藤10g。嘱其以水浓煎，日服1剂，连服10剂，以观疗效。

病人服完10剂，诸症逐渐平息，不仅麻木痉挛得到控制，而且双目的胀感明显消退，视物亦已清晰，测其血压已经降为143/90 mmHg 。余谓效不更方，嘱其再进20 剂，药未服完，诸症悉愈。此后妊娠足月，并顺产一男孩，至今母子健在。

三甲复脉汤并非治疗子痫病的专方，此方系温病学家吴鞠通所创，吴氏在《温病条辨》中指出：“热邪深入下焦，脉沉数，舌干齿黑，手指但觉蠕动，急防痉厥，二甲复脉汤主之；下焦温病，热深厥甚，脉细促，心中憺憺大动，甚则心中痛者，三甲复脉汤主之。”据吴氏所述，温病热入下焦，劫灼肾阴。肾水亏乏，不能涵养肝木，则致肝风内动，出现痉挛；肾水亏乏，不能上济心火，则致心中动荡不安，甚或心中痛，这种病证则用三甲复脉汤治疗。可见三甲复脉汤的作用在于滋阴养血，柔肝息风，即后世所谓“滋水涵木”之法。

方中地黄、麦冬、白芍、麻仁、阿胶补肾阴，养肝阴。

龟板、鳖甲、牡蛎养阴潜阳。

方中亦以芍药同炙甘草配伍，具有酸甘化阴、柔肝解痉之效。

因此，本方对阴虚、血虚所致的虚风病证，皆可随证选用。

何秀山讲了一个道理："血虚生风者，非真风也，实因血不养筋，筋脉拘挛，伸缩不能自如，故手足瘈疭，类似风动，故名曰内虚暗风，通称肝风。温热病末期多见此证者，以热伤血液故也。"

提示：

病机	津血亏虚，阴虚动风（本虚标实,标本兼治）
病症	妊娠高血压子痫……
方证	三甲复脉汤加钩藤、僵蚕

妊娠子痫，属危重病证，一般发生在怀孕六七个月后，或在分娩之时。初起时，妊妇出现头晕目眩、心悸气短、面色潮红、肢体麻木或两足浮肿等症。严重者则突然昏倒，不省人事，牙关紧闭，目睛直视，口吐白沫，四肢抽搐，与一般痫症的表现相似。近代名医哈荔田说："对照子痫病的临床表现看，发病前多有先兆症状，即在妊娠高血压、浮肿、尿蛋白的基础上，见有头晕、头痛、胸闷、泛恶、视力障碍，严重者可出现暂时的双目失明。如治不及时，可发生昏仆不识、四肢抽搐、目睛直视、

呕吐涎沫、身体强直、角弓反张、移时即醒、醒后复发等一系列症状。”(《哈荔田妇科医案医话选》)

子痫病有虚证亦有实证，一般而言，实证多因外受风邪，或因痰火内扰，如《诸病源候论》提出属风伤太阳经之证：“体虚受风，而伤太阳之经，停滞经络，后复遇见寒湿相搏，发则口噤背强，名之为痉，妊娠而发者，闷冒不识人，须臾醒，醒复发，亦是风伤太阳之经作痉也，亦名子痫。”《医宗金鉴》又提出是心肝二经风热上扰之证。《沈氏女科辑要》更提出是痰滞经络之证，谓“津液聚为痰饮”，“升降之气必滞”。

大抵属外风所致者，必伴见恶风发热、身痛、自汗、苔薄白、脉浮等表证特点，治当养血驱风，用羚羊角散(羚羊角、独活、防风、苡仁、川芎、当归、茯神、枣仁、杏仁、木香、甘草、生姜)之类。

属痰火内扰者，则伴见头目眩晕、胸闷心烦、时吐痰涎、舌苔黄腻、脉象弦滑等症，治当清热涤痰，用涤痰汤(陈皮、法半夏、茯苓、甘草、枳实、竹茹、胆星、菖蒲、人参)之类。此即子痫病之属于实者。

然因子痫病发于妇人妊娠之晚期，此时精血不足，若其素体肝肾阴亏者，则易致虚风内动。因此，临床所见子痫病总以虚证居多，或见以虚为主的虚实夹杂证候。哈荔田氏亦认为：“本病的发生，总因妇女素质肝肾阴亏，肝阳偏亢，于妊娠末期或分娩时，由于阴血聚于下，精血愈亏，孤阳失潜，一经情绪激动，则肝阳暴越，气血逆乱，筋脉失养，神不内守，而发作抽搐项强，神愦昏迷诸症。……总之，子痫一病，属于阴虚阳

越，气火上升的本虚标实证候。”（见《哈荔田妇科医案医话选》）

大抵虚证子痫多兼见头晕目眩、心悸怔忡、心烦少寐、口干咽燥、手足心热、腰膝酸疼、舌淡脉细等肝肾精血不足的证候，治当滋阴潜阳，养血息风，用三甲复脉汤之类。本案所述之病例即是素体肝肾阴亏，肝阳偏亢，而妊娠之后肝肾之阴愈加亏乏，体内精血愈趋不足，于是阴不潜阳，水不涵木，虚风内动，发为子痫。这正是子痫发生的主要机理，也是子痫病的主要证型，即所谓“阴虚阳越，本虚标实”之证。

第二节 出血症

出血病症颇复杂，阴阳虚实宜详察

邱某，男，17岁，农民。1970年7月某夜，骤发小腹剧痛，继而大便频频下血如注，血色鲜红量多，身发热而四肢厥冷，心中烦躁，双下肢有硬币大小紫斑数块，两目凹陷，肌肉瘦削，精神疲惫，舌质红绛，有薄黄苔，脉数。

详思此证频下鲜血如注，又发紫斑，心烦舌绛而脉数，显属热盛伤血，迫血妄行所致。此时虽见四肢厥冷、神疲形羸之状，万不可误认为“阳衰”，当属于“厥深热亦深”之例。血热既甚，急当清热凉血，取犀角地黄汤（提示：犀角地黄汤在大学《方剂学》教材归为“清热剂”之“清营凉血”），合槐花散（提示：槐花散在大学《方剂学》教材归为“理血剂”之“止血”)，加味以投之。

本例病起急暴，邪热炽盛，迫血妄行。若热不清，则血不可止，故当主以清热止血。其神疲肢厥之候较为错杂，因此，辨析其性质属阴属阳、症状孰真孰假，乃是本病辨证的关键。

处方： 槐花15g，生地30g，生白芍20g，粉丹皮10g，黑芥穗10g，黑侧柏叶10g，炒枳壳6g，蒲黄炭12g，犀角6g(磨粉冲服)。服药3剂，血止痛除，诸症平息。

提示：

病机	热盛伤血，迫血妄行
病症	出血（便血)；紫斑……
方证	犀角地黄汤合槐花散

下血腹胀实热结，不可止血应泻热

伍某，男，40岁，农民。1978年8月，患腹胀疼痛，大便下血四日，经中西药治疗，诸症未解。患者面色黯红，精神疲惫，身发微热，胁腹胀满疼痛，大便下血日达七八次，血色深红，时而呕吐苦酸，不能食，其大腹胀满如鼓，叩之有声，舌苔黄厚，脉滑数而弦。

此证大便下血，腹中胀满，叩如鼓声，舌苔黄厚，脉滑数，是热结肠胃所致。《素问·至真要大论》云：“诸病有声，鼓之如鼓，皆属于热。”

症兼呕吐苦酸，脉兼弦象，且腹痛连胁，乃肠胃实热累及肝胆，以致气火横逆使然。

肠胃实热内结，自当通腑以泻热。

肝胆气火横逆，又当清肝以泻火。

爰以小承气汤(提示：小承气汤在大学《方剂学》教材归为“泻下剂”之“寒下”附方，主治阳明腑实轻证)，与戊己丸(提示：戊己丸在大学《方剂学》教材归为“清热剂”之“清脏腑热”附方，主治肝脾不和)合组为方，以资兼顾，其中白芍既能敛阴，又能养血，用于苦寒队中以防燥化伤阴。

处方：大黄12g，枳实10g，厚朴10g，白芍15g，黄连10g，吴茱萸2g。

服药3剂，血止胀除，诸症悉解。

提示：

病机	肠胃实热内结；肝胆气火横逆(复杂病机)
病症	出血（便血)；腹胀疼痛……
方证	小承气汤；戊己丸

便血一证，仲景有远血、近血之论，后世有肠风、脏毒之分，分门别类，辨析颇详。但在临床之中，仍当随机应变，不可拘于一证一方。本例下血不止，反用小承气汤以通下，关键就在于通过辨别证候，抓住肠胃实热结聚这一病理本质，非下不可。效古人“通因通用”之法，因而获效。

第三节 奔豚症

大水撞心似奔豚，病症奇特靠辨证

盛某，女，40岁，农民。初起头眩耳鸣，心悸不宁，肢体困倦，渐至卧床不起，且畏光惧明，乃闭户塞牖，躺于暗室，如此一卧不起，竟达四年之久。但语声、饮食、二便正常，众皆惑为奇病。1969年盛夏，余往视之，见病人所居之卧室昏暗，门窗紧闭。询其病状，心悸而有恐惧感，目胀而弦，视物模糊，所见有如大雾弥漫之状；胸中闷痛，一阵阵犹如大水撞击，四肢疲倦乏力，不能动作，如稍微动作，其“大水撞心”便更加剧烈，心中愈是难忍，兼之泛泛欲吐；若见阳光，则眼珠胀而似欲迸出。如此既不能动作，又不敢见阳光，终日卧床于暗室而不起。四年多来，其饮食、二便均需人料理。余欲望舌察色，欲将病人抬出外室诊察，患者坚决拒绝。因其神志清楚，语言清晰，乃遣四人将其稳稳抬出室外平放于卧榻上，患者竟然昏厥，四肢逆冷，口闭眼合，急以姜汤灌之，少时而醒，犹自以手扪胸，痛苦莫可名状。察其面色惨白，形容憔悴，蓬头垢面，秽气熏人，舌质淡红、苔灰白，脉弦而稍数。

详审此证，其言胸中闷痛，一阵阵犹如大水撞击，甚为难受，恰似奔豚之势。顾名思义，本病总是以“如豚上奔”之状为主证。拟以奔豚论治。

《金匮要略》谓奔豚气有三种，有因心阳虚而水饮内动者，责之于心；有因外邪伤阳，冲气上逆而偏于寒者，责之于肾；有因肝郁气冲而偏于热者，责之于肝。

本患者久居暗室之中，自觉心悸恐惧，实为惊恐之兆。其目胀、畏光、头眩、耳鸣、泛泛欲吐以及脉弦而稍数，当属肝阳亢逆之候。

综观诸症，乃系肝气上逆而发为奔豚也。

《素问·至真要大论》云："必伏其所主，而先其所因。"此病奔豚猖盛，虽正气已虚，然究其所因，仍当以治奔豚为急务。乃取平肝和胃以降冲逆之法，用《金匮要略》奔豚汤加减。其火热不甚，减去黄芩之苦寒，脾虚饮泛，取用茯苓之淡渗。

处方：李根白皮30g，茯苓30g，当归12g，白芍12g，川芎6g，法半夏10g，葛根10g，甘草6g，生姜12g。

药进3剂，诸症缓解。服至8剂，病人信步出卧室矣。

乃以六君子汤（提示：六君子汤在大学《方剂学》教材归为"补益剂"之"补气"附方，主治脾胃气虚兼痰湿证）加当归、白芍，以调理月余，恢复健康，嗣后追访，病已痊愈。

本案奔豚病程颇长，病势较重，病状复杂。通过辨证，抓住了胸中犹如大水撞击之特点，认识到肝气上逆这个病机的关键所在，辨证处方，因而收到了"拔刺雪污"的效果。

提示：

病机	肝气上逆（肝阳亢逆）；脾胃气虚兼痰湿
病症	奔豚（胸中犹如大水撞击）……
方证	奔豚汤减黄芩加茯苓；六君子汤加当归、白芍

下篇

复杂病机

（含组合）

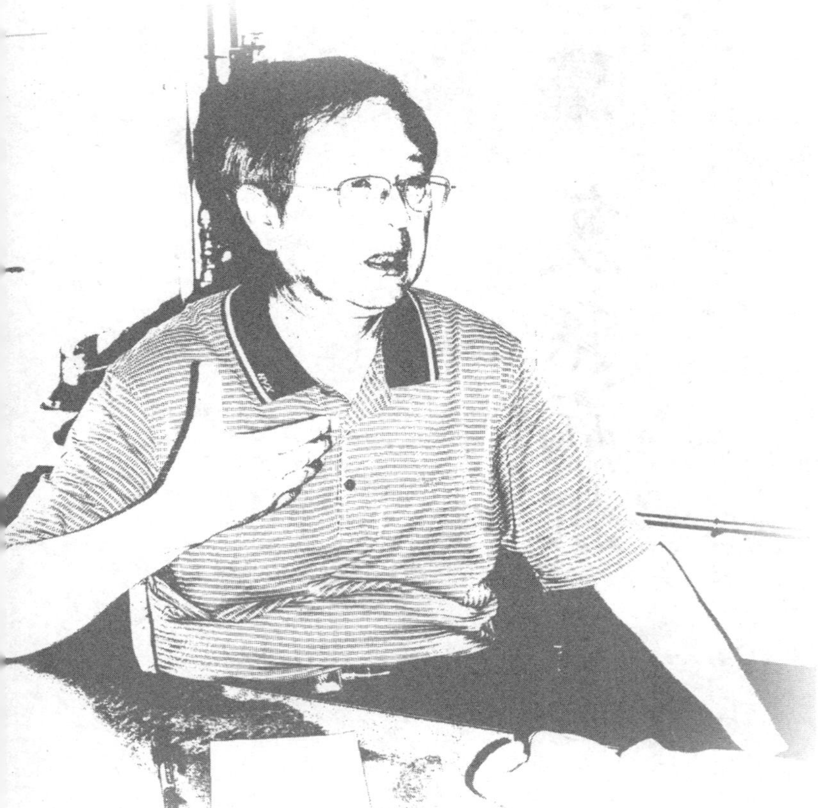

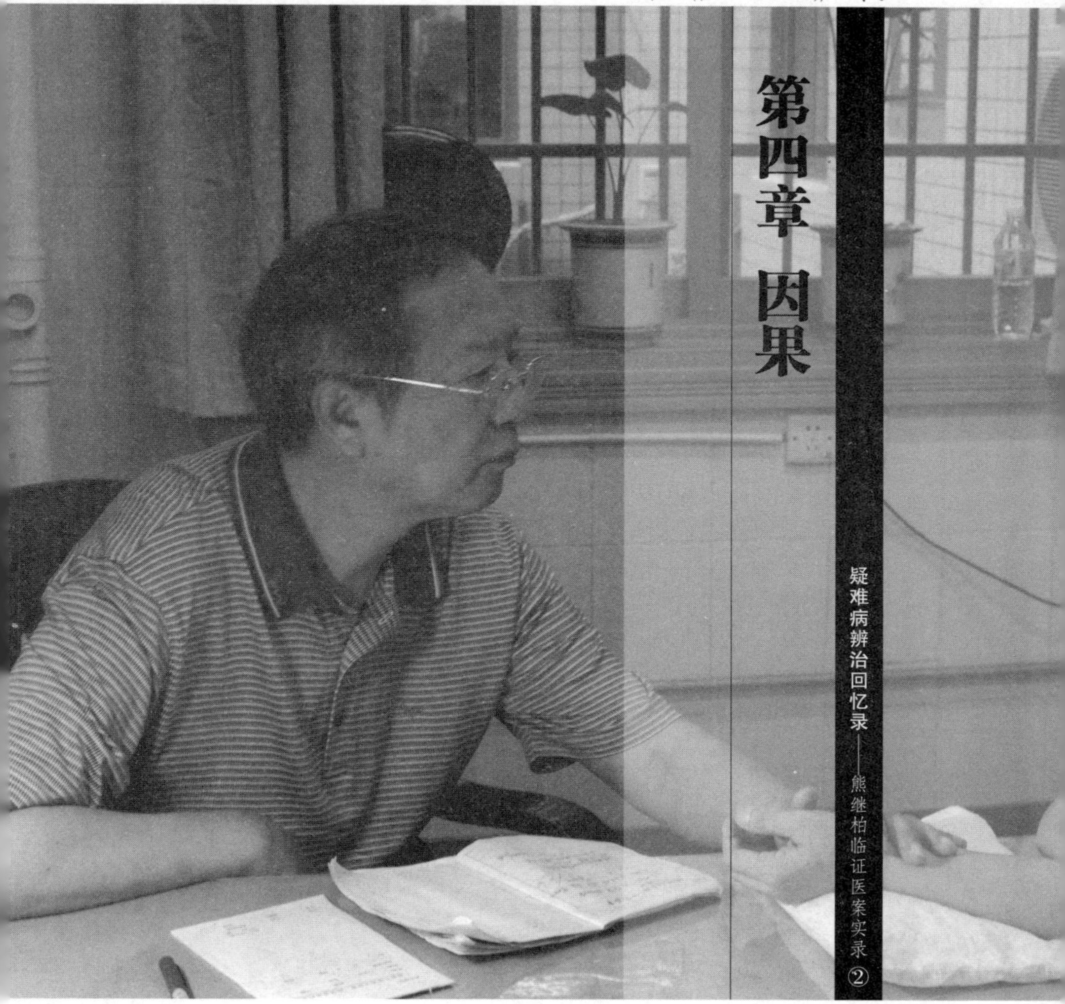

第四章 因果

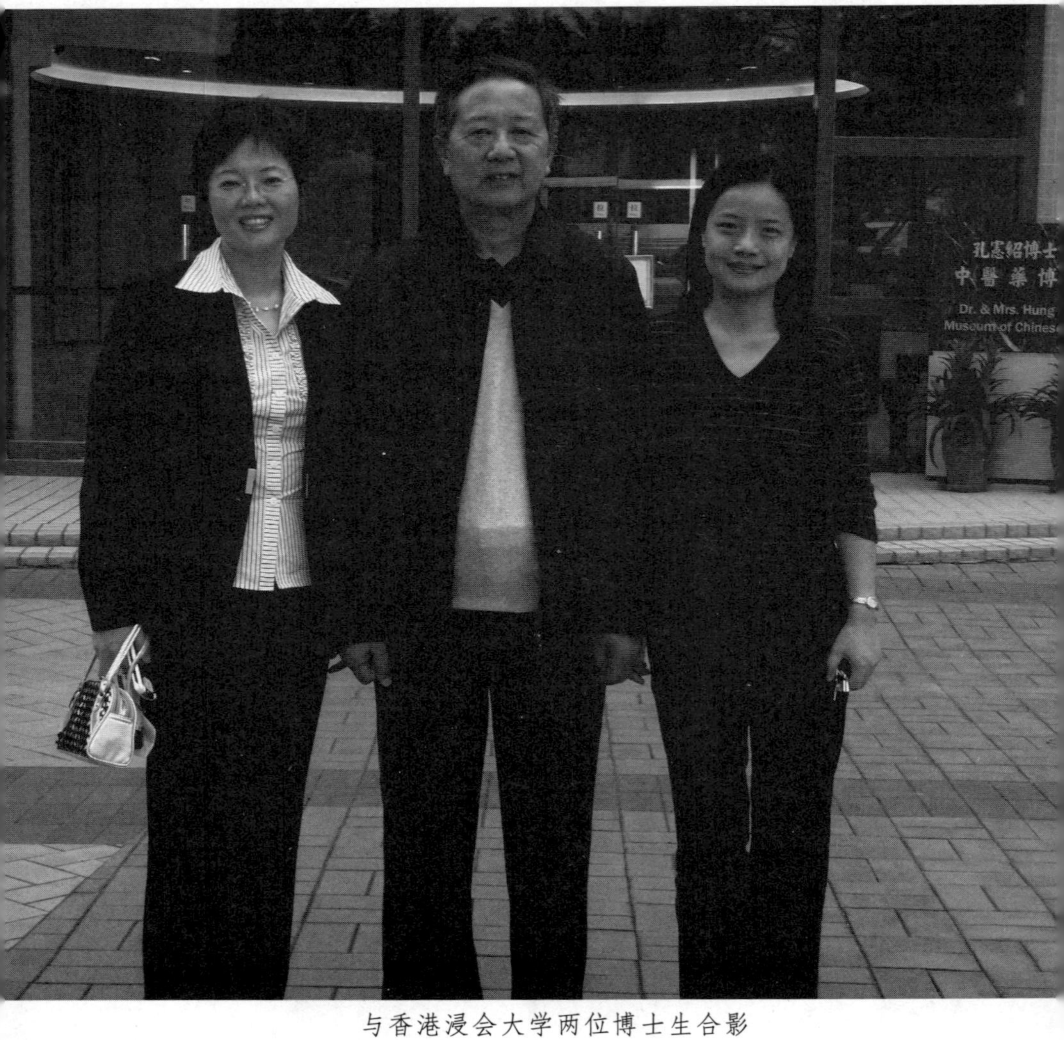

与香港浸会大学两位博士生合影

半身汗出偏枯病，冒暑发病是其因

丁某，女，16岁，学生。1972年8月来诊：自诉半月前参加抗旱劳动，冒暑之后，渐觉左侧手足麻木，稍感酸痛，继而手足颤动，左手偏废，掌不能握，指不能摄，左腿麻木痿软，站立不稳，行走不便，虽经治疗而病势犹增。

余以为偏枯者，总由风中经络、营卫失调所致，遂循常法，投以王清任之补阳还五汤(提示：补阳还五汤在大学《方剂学》教材归为“理血剂”之“活血祛瘀”)加防风。岂知服药3剂，不仅偏枯未解，反而手足麻木加剧，更伴心烦、口苦、舌红、苔黄、脉数等症，且患者竟见身体右侧蒸蒸自汗，而麻木偏废之左侧却无汗。

余始悟及，此偏枯得之冒暑，而暑热之性升散，耗气伤津，以致营卫失调，经络不通，于是由手足麻木、颤动，发展而为偏枯，其身半汗出与偏枯并见，皆由暑热伤气所致也。治法一以益气养血，一以清热通络，取李东垣《兰室秘藏》之当归六黄汤(提示：当归六黄汤在大学《方剂学》教材归为“清热剂”之“清虚热”)合通络之品治之。

处方：生黄芪30g，当归10g，生地10g，熟地10g，黄芩10g，黄连3g，黄柏10g，地龙12g，忍冬藤15g，丝瓜络12g。

此方连进5剂，诸症悉减。继进5剂，其病痊愈。

此证身半汗出，身半偏枯，恰如《素问·生气通天论》所谓“汗出偏沮，使人偏枯。”

一般注家认为，汗出偏于半身，时间长久了，可以使人发生半身不遂的偏枯病症。如马莳释曰：“人当汗出之时，或左或右，一偏阻塞而无汗，则无汗之半体，他日必有偏枯之患，所谓半身不遂者是也。”张景岳对此作了进一步解释，他说：“沮，伤也，坏也。有病偏汗者，或左或右，浸润不止，气血有所偏沮，久之则卫气不固于外，营气失守于中，故当为半身不遂偏枯之患。”按照马氏的说法，是无汗的半身发病；张氏的认识，则是有汗的半身发病。总之，气血营卫失调是产生偏枯的机理。但是，丹波元简认为：《千金》作“汗出偏袒”，并引《养生门》云：“凡大汗勿偏脱衣，喜得偏枯半身不遂”，他认为这里“作袒似是”。由此可见，对于本句经文的认识，注家尚未统一。

沿上二说，不论是人体偏汗，久发偏枯；或者是汗出偏袒，喜得偏枯，皆有待于临床资料来给予验证。然而，半身汗出和半身不遂同时并见的证候，则是临床上可以见到的，并且可以观察到“汗出偏沮，使人偏枯”究竟是有汗的半身发病，还是无汗的半身发病。

由本案例，余始悟及，此证身半汗出、身半偏枯，恰是《内经》上所说“汗出偏沮，使人偏枯”。证明马莳偏枯在无汗之半体是对的。

而临床所见，偏枯属火热证者极少。本例患者因感受暑热而发病，又具一派火热征象，显而易见证属暑热，故不可拘限于风也。唐代孙思邈在《千金方·风痱》中曾有“凡风之发也，必由热盛”之说。元代王履在《溯洄集》中也说道：“《内经》所谓……偏枯痿易，四肢不举，亦未尝必因于风而后能也。夫风火气湿之殊，望闻问切之异，岂无所辨乎？……唯以其火气湿之证，强以风而合论之，所以真伪不分而名实相紊。”孙、王之说，诚为经验之谈，亦为偏枯病提示了辨证线索，临证不可忘也。

提示：

病机	暑热→耗气伤津→阴虚火旺
病症	身半汗出；偏枯……
方证	当归六黄汤

痿躄重症三个月，追溯病机系肺热

万某，男，47岁，农民。1979年5月，患发热咳嗽气喘病，流连月余，渐觉两足酸重以至痿弱，迁延至9月，双足痿躄。患者形体羸瘦，皮肤毛发干枯，身热咳嗽气短，咳吐稠黏黄痰并夹带血丝，口燥咽干，声音嘶哑，食少便秘，舌红无苔，脉细而数。

综观此病，起病肺热咳喘，由于热邪久羁，灼伤肺津，进而耗损胃阴，乃至诸症峰起，在内可致肺叶枯萎；在外可生四肢痿弱不用的痿蜂证。此即《内经》所言“肺热叶焦，发为痿躄”。痿由津伤，责本在肺，而胃为气血津液生化之源泉，所以治当清肺益胃，清热生津。

初以吴鞠通之益胃汤(提示：益胃汤在大学《方剂学》教材归为“治燥剂”之“滋阴润燥”)合千金苇茎汤(提示：苇茎汤在大学《方剂学》教材归为“清热剂”之“清脏腑热”)加减治之。

处方：玉竹15g，沙参15g，麦冬15g，生地15g，芦根12g，桃仁10g，花粉10g，石斛10g，水煎冲冰糖适量服之。服药10剂，身热喘咳、口燥咽干及声嘶、便秘诸症悉解，饮食亦进。

肺热已清，津液将布，原方加减再进，以冀布津起痿，处方：玉竹15g，沙参15g，麦冬15g，生地15g，白芍20g，甘草15g，淮牛膝10g，阿胶10g(烊化)。此方服至10 剂，双足能动，再进30剂，痿躄痊愈。

提示：

病机	肺热灼津，胃阴耗损(实热→津虚)
病症	双足痿躄；身热喘咳、口燥咽干、声嘶、便秘……
方证	益胃汤合千金苇茎汤

“肺热叶焦，发为痿躄”，见于《素问·痿论》。原文说：“五脏因肺热叶焦，发为痿躄。”其意谓肺脏有热则消灼津液，在内可致肺叶枯萎；在外可生四肢痿弱不用的痿躄证。本句句首冠以“五脏”二字，示意“肺热叶焦”乃是五脏痿的主因。

为什么把“肺热叶焦”作为五脏痿的主因？观《素问·经脉别论》所述，“肺朝百脉，输精于皮毛，毛脉合精，行气于府。”《灵枢·营卫生会》亦云：“人受气于谷，谷入于胃，以传与肺，五脏六腑，皆以受气。”于此可见，滋养五脏的气血津液，均赖肺气以输布。由于肺主气，职司宣发，气血津液布达周身需要依靠肺气的宣发作用。所以在病理情况下，如果肺有热，必使肺气失调，肺气失调则影响气血津液的布达，乃至气血津液不得畅输，于是肌肤筋脉失养而痿躄由生。如张景岳所释：“肺主气以行营卫，治阴阳，故五脏之痿，皆因于肺气热，则五脏之阴皆不足，此痿躄之生于肺也。”

这就说明，五脏痿的病因病机虽各有别，诸如“心气热……肝气热……脾气热……肾气热……”但是，痿躄与“肺热叶焦”实有不可分割的关系。联系临床实际，这一认识就更加清楚了。

食积化热成因果，抽搐强直寻病所

杨某，男，6岁。1978年7月某日凌晨急诊。患儿四肢抽搐不止，颈项强急，角弓反张，两眼上吊，口噤不语，嘴角流涎，频频呕逆。以手触之，患儿身热较甚而两足厥冷，肚腹膨胀而叩之有声。指纹色紫而粗滞，舌苔黄而厚。询其病由，家人代述，昨日下午，患儿曾食甜酒一碗，晚饭时，患儿即呼腹中疼痛，伴有呕吐，嗣后即见发热、抽搐，大便一日未解。

综析诸症，其腹胀不大便，身热两足冷，是本病中反映本质的症状特点，它表明食积化热是其病变关键。由于食积化热，造成阳明腑实，热盛灼筋然后发为痉病。

食积胃中，所以腹疼呕逆；阳明腑实，所以腹胀便闭；热壅于中，阳气不能下达，故身热虽甚而两足厥冷；

热盛灼筋，于是四肢抽搐、颈项强直、角弓反张、口噤不语等症并发。

本例证由食积所起，食积化热导致腑气不通，腑气不通导致燥热灼筋，猝发痉病。此乃阳明腑实所致的痉病。治当通腑泄热，急下存阴，以解其痉。因此，取釜底抽薪之法，以大承气汤(提示：大承气汤在大学《方剂学》教材归为“泻下剂”之“寒下”）下其实热积滞，并加葛根止痉，白芍柔筋。实热既去，痉病自愈。阳明腑实，热盛发痉，张仲景已示先例。《金匮要略》云：“痉为病，胸满口噤，卧不着席，脚挛急，必龂齿，可与大承气汤”。

处方：大承气汤加白芍、葛根。葛根30g，大黄6g，厚朴9g，白芍12g，枳实9g，玄明粉6g(冲服)。

服药1剂，痉止热退，腹胀减，大便通。

次日再拟益胃汤(提示：益胃汤在大学《方剂学》教材归为“润燥剂”之“滋阴润燥”)，合芍药甘草汤，加鸡内金、炒麦芽以善后。玉竹10g，沙参10g，麦冬10g，白芍10g，甘草3g，鸡内金10g，炒麦芽10g。

提示：

病机	食积→化火→阳明腑实→热盛灼筋
病症	痉病……
方证	大承气汤加葛根、白芍；益胃汤合芍药甘草汤，加鸡内金、炒麦芽

胁下积块疼而呕，缘是肝胆气瘀阻

周某，女，32岁，农民。1969年冬天患病，初起右胁下痛，一星期后，发现右胁下有明显的肿块，而且疼痛逐渐加剧，在某医院经过两个月的治疗，其效不显。1971年春，病人卧担架前来就诊，见其精神困乏，形体羸瘦，面色萎黄，呻吟不已。患者自诉右胁下疼痛难忍，而且一阵阵恶寒发热，不欲饮食，伴腹胀嗳气，心中嘈烦，常常呕吐苦水。察病人右胁下有一肿块，触之颇硬，疼痛拒按，固定不移，局部不红不热。望其舌苔黄厚，舌质略红，察其脉象沉伏，重按乃得，而且涩滞不畅。

辨析此证，病见胁下肿块而有形，且疼痛剧烈而固定不移，明是胁下有癥积，病属积聚胁痛。

胁下乃是肝胆经脉所循行部位，《灵枢·经脉》云："胆足少阳之脉……贯膈络肝属胆，循胁里"。"肝足厥阴之脉……夹胃属肝络胆，上贯膈，布胁肋。"因此，凡胁下有病，多责之于肝胆。

今患者胁下肿块疼痛，又兼食少，腹胀，嗳气，这表明不仅胁下有癥积，而且是肝胆的气机郁滞，疏泄不利。

病人心烦，嘈杂，时时呕苦，又是胆火横逆犯胃之象。

气滞血瘀，胆火横逆，于是诸症并作。

综合而言，此病癥积疼痛限于胁下，位属肝胆；肝胆有病则疏泄不利而气机滞塞，肝胆气逆则直犯脾胃以致升降失常。病人呕逆、腹胀而妨碍饮食。（癥积胁下→肝胆有病→疏泄不利→气机滞塞→肝胆气逆→直犯脾胃→呕逆腹胀而妨碍饮食）

故治疗时当先疏气机，降逆和胃，俾气机疏畅，胃气调和，然后再活血祛瘀以消癥积。气行则血行，正安则邪去矣。

治之之法，必须急泻胆火以降逆止呕，疏泄气机以消满除胀。

乃以左金丸（提示：左金丸在大学《方剂学》教材归为“清热剂”之“清脏腑热”）合四逆散（提示：四逆散在大学《方剂学》教材归为“和解剂”之“调和肝脾”），再加法半夏、竹茹治之。

处方：柴胡10g，赤芍10g，枳实10g，甘草6g，黄连10g，吴茱萸2g，法半夏6g，竹茹15g，嘱其浓煎而冷饮，少量而频服。服药3剂，呕吐已止，腹胀减轻，患者稍能进食。

其横逆之势已降，乃击鼓再进，直捣癥积，改用逍遥散（提示：逍遥散在大学《方剂学》教材归为“和解剂”之“调和肝脾”）加三棱、莪术、桃仁、鳖甲治之。

处方：当归12g，赤芍10g，白术10g，茯苓12g，柴胡10g，甘草6g，三棱10g，莪术10g，桃仁10g，鳖甲（炒）15g。此方服至10剂，病人胁下肿块明显消退，疼痛基本控制。再进20剂，其病痊愈。1981年我回农村时偶遇其家人，喜告曰：“其病已根治，未见复发。”

提示：

病机	气滞血瘀，胆火横逆（传变）
病症	胁痛；呕苦；涨满（积聚）……
方证	左金丸合四逆散，加法半夏、竹茹；逍遥散加三棱、莪术、桃仁、鳖甲

小儿癫痫久不愈，因果痰湿与脾虚

唐某，女，12岁，学生。1970年冬就诊：罹患癫痫，已历七载。初起发作尚轻，半月一发，每次昏倒约3分钟。以后逐渐加重，少则三五日一发，多则一日一发，甚则一日数发，有时昏倒时间长达20分钟。每发时则突然昏仆，两眼上吊，手足抽搐强直，口角流出白色涎沫，喉中辘辘痰鸣。发作前无明显诱因，亦无先兆；发后但觉异常困倦。平时精神委顿，食欲不振，食量甚少。稍微过食或偶进生冷油腻则易发便溏泄泻。患儿面色少华，精神颇显疲乏，且常有形寒畏冷之感。舌淡苔白，边有明显齿痕，脉细而缓。

询其治疗情况，谓长期服用西药苯妥英钠及鲁米那，也曾服用过麝香、蜈蚣以及大量的抱龙丸、牛黄丸之类的中成药。初起尚可以控制，时日既久则痫发愈频愈重。由于发作时昏倒抽搐的时间过长，故每发时则急请医生用艾灸、灯火、针刺等法，以冀缓痉醒神。家长边诉边让患儿掀衣伸手，只见其内关、合谷、神门、间使及人中穴等处，烧痕累累，望之使人凄然。

详审此证，其发病时突然仆倒，昏不知人，口吐涎沫，两眼上翻，肢体抽搐强直，确具明显的痫证特点。

且其发作时喉中痰声辘辘，啼喘吼鸣，痰象亦十分显露。

然患儿食少、体倦、便溏、舌淡以及舌边见齿痕等，又呈一派脾虚之状。

由于脾虚失运，致湿痰内阻，脾愈虚而痰愈盛则痫病发作愈烈。根据这一病机特点，于是在治法上一方面健脾益气，一方面豁痰息风，用六君子汤（提示：六君子汤在大学《方剂学》教材归为“补益剂”之“补气”附方，主治脾胃气虚兼痰湿证）为汤剂，再以定痫丸（提示：定痫丸在大学《方剂学》教材归为“祛痰剂”之“化痰息风”）为丸剂，丸、汤并进。

汤剂处方：

党参15g，炒白术15g，茯苓15g，陈皮10g，法夏10g，炙甘草10g，水煎服，日服1剂。

丸剂处方：

丹参100g，麦冬60g，炙远志50g，僵蚕60g，全蝎30g，琥珀30g，陈皮60g，法半夏60g，茯神100g，甘草30g，天麻100g，川贝母60g，胆星50g，石菖蒲60g，竹沥汁100g，生姜汁100g。

碾细粉和蜜为丸，外以水飞朱砂10g为丸衣。早晚吞服，每次服8g。

上方服至1个月，患儿痫发次数已见减少，发作时昏倒及抽搐等症亦明显减轻，且见饮食增进，精神转佳，这样大大增强了其治愈的信心，遂嘱其服完第1剂丸药之后，再以原方制成第2剂，仍用六君子汤送服。如此坚持服药，治疗达3个月左右，共服丸药2剂，汤药80剂，其病终获痊愈。追访至今，未见复发。

“无痰不作痫”，程钟龄《医学心悟》云：“痫者忽然发作，眩仆倒地，不省高下，甚则瘈疭抽搐，目斜口㖞，痰涎直流，叫喊作畜声，医家听其五声，分为五脏。……虽有五脏之殊，而为痰涎则一，定痫丸主之。”又“痫久必归五脏”，每致虚实夹杂。而其中尤多脾虚痰盛之证，盖脾虚则生化乏源，气血亏虚；脾虚则运化失职，痰浊日增。《寿世保元》谓：“痫疾之原……肝脾独虚，肝虚则生风，脾虚则生痰。”本案取定痫丸豁痰息风定痫；取六君子汤调补脾气。虚实兼顾，标本兼施，俾脾气得以健，痰浊得以清，以是痫病获愈。

提示：

病机	脾虚，痰湿（互为因果）
病症	癫痫……
方证	六君子汤；定痫丸

脉症矛盾何取舍，虚实夹杂当辨别

李某，女，40岁，干部。1988年10月来诊：自诉1980年秋患腹痛泄泻，经服药治疗即愈。但此后总觉腹中胀痛，时作时止，且食稍不慎则大便泄泻，每泄则服黄连素类药物，服后泻止，但不过五六日又复泄泻，春夏秋冬无有间断。如此迁延年余之后病情加重，出现食后腹胀，大腹部时时隐痛，泄泻时为稀水，时夹未消化之食物残渣。若少食生冷瓜果或油腻之品，则腹中气胀，泄泻必作，且愈泄愈甚，于是连续服药，并经住院治疗，但却似效而不效，时止而时泄。如此流连至今，乃至饮食少进，面黄浮肿，神疲形弱，下利清谷，日泻4～5次。诊其舌苔黄白相间而腻，脉滑而有力。

余思其脉滑有力，舌苔垢腻，似有积之实象。

此人形弱体衰，久泻不愈，且下利清谷，又极似虚证。

疑似之间，再询患者每于食后有何不适？

答曰：本不思饮食，若少食则胃中痞闷不舒，食后2～3小时，即觉腹中胀满，隐隐疼痛，直到大便泄后方舒。

由是推测，其肠中必有积滞，因久积未去而导致泄泻流连，因久泻不愈又导致脾胃虚弱，形成了虚实夹杂之证。

治当首去其积，次理其虚。乃拟木香导滞丸（提示：木香槟榔丸在大学《方剂学》教材归为“消食剂”之“消食化滞”附方，主治积滞内停、湿蕴生热）做成丸剂吞服，再以五味异功散(提示：异功散在大学《方剂学》教材归为“补益剂”之“补气”附方，主治为脾胃气虚兼气滞）汤剂煎服。以丸剂缓攻其积滞，以汤剂急拯其脾气，如此丸、汤间服，攻补兼施。经治1个月，病人饮食增进，腹痛腹胀完全消除，泄泻明显控制。仅觉精神困倦，大便稀溏。

嗣以参苓白术散(提示：参苓白术散在大学《方剂学》教材归为“补益剂”之“补气”)善后而收功。

饮食积滞之证，初起每见嗳腐吞酸或泻下便臭如败卵等症，但沉积久滞，则脾胃受伤，脾胃虚象一现，则积滞之象隐而难察。为医者临证必须善察隐微，谨防“独处藏奸”。朱丹溪所谓“下利脉反滑，当有所去，下之安”，此其验也。

提示：

病机	食积；脾胃虚弱；虚实夹杂之证
病症	腹胀隐痛；泄泻；胃中痞闷不舒……
方证	木香导滞丸、五味异功散、参苓白术散

错综复杂生困惑，先辨因果及并列

杨某，男，34岁，农民。1977年2月来诊：自诉10年前患“慢性结肠炎”，曾经中西医治疗。10年来泄泻时作时止，泄下时往往水谷夹杂，并伴胁腹胀痛，胸闷呕逆，嗳气、矢气等症。而且饮食减少，食后即觉腹胀，形体逐渐瘦弱。询其发病之由，答曰：初起原因不明，此后或由饮食不适，或因情志刺激，均可导致胁腹胀痛而触发泄泻。询其痛泄之状，答曰：胁腹疼痛与泄泻相兼，但泄后痛仍不减，必待嗳气或矢气之后，其痛始觉减轻。询知其平日亦多心烦易怒、心情抑郁不舒等症。察其舌质淡红，舌苔薄白，脉弦。

此证表现一派气郁特点，由肝失条达，气逆侮脾，致使气机失调，于是胁腹胀痛。

脾失健运则清气不升，致使上不能纳，下不能摄，于是饮食减少而泄泻频作。

遂拟抑肝扶脾法，用痛泻要方(提示：痛泻要方在大学《方剂学》教材归为“和解剂”之“调和肝脾”)合四逆散(提示：四逆散在大学《方剂学》教材归为“和解剂”之“调和肝脾”)治之。

白芍20g，防风10g，陈皮10g，焦白术15g，柴胡10g，枳壳6g，甘草6g。

服药10剂，胁腹胀痛明显减轻，泄泻亦缓。

改拟香砂六君子汤(提示：香砂六君子汤在大学《方剂学》教材归为“补益剂”之“补气”之附方，主治脾胃气虚、痰阻气滞)和柴胡、白芍以善后巩固，嘱其再服20剂，其病终获痊愈。

本例泄泻由肝脾失调所起，肝气横逆则侮脾犯胃，而脾胃乃中焦气机升降之枢纽，脾气不升则泄，胃气不降则胀，故尔胀泄并作。此即《素问·阴阳应象大论》所谓“清气在下，则生飧泄；浊气在上，则生䐜胀。”故初取痛泻要方抑肝扶脾以止泻，又恐其疏肝理气之力不足，更以四逆散合之，则其效更捷。俟气机得舒，次以香砂六君子健脾和胃，更加柴芍疏肝理气，使肝气得舒，脾气得健，久泻获愈。

提示：

病机	肝气横逆（气滞）则侮脾犯胃；脾胃气虚、升降失常
病症	泄泻；胁腹胀痛；胁腹疼痛……
方证	痛泻要方合四逆散；香砂六君子汤加柴胡、白芍

慢性腹泻一证，一般认为虚证多而实证少，据临床所见，单纯之虚证固然不少，但虚实夹杂之证却往往多见，每因邪气未去而久泻不愈，愈泻愈虚，以至邪犹存而正又虚。治疗时又多注意理虚而忽视其邪实，虽屡投健脾、固涩之剂亦不能取效。对此，务在先去其实邪，后顾其正虚，或祛邪与扶正兼施，必使邪去正安，方可获愈。

经云肾咳膀胱咳，临证却具别一格

1992年3月治一老妇人冯某，年八旬。诉于1991年冬患咳嗽，兼气喘，数月不愈。且愈咳愈剧，不能平卧，咳吐稀白痰涎，其味颇咸，小便频数清长，咳时每有小便遗出，伴畏寒肢冷，两足浮肿，腰背酸痛。舌淡苔白，脉象沉细。

患者表观一派肾阳虚衰、水气上泛之候，乃拟温肾、纳气、化饮之法，用苓甘五味姜辛汤(提示：苓甘五味姜辛汤在大学《方剂学》教材归为“祛痰剂”之“温化寒痰”)加益智仁、桑螵蛸、菟丝子。服药5剂，咳喘均减；又服5剂，咳喘控制，遗尿亦愈，继以金匮肾气丸(提示：肾气丸在大学《方剂学》教材归为“补益剂”之“补阳”)加五味子善后，竟获全功。

提示：

病机	肾阳虚衰、水气上泛(阳虚水泛→阳虚)
病症	咳嗽……
方证	苓甘五味姜辛汤加益智仁、桑螵蛸、菟丝子；金匮肾气丸加五味子

此证符合《内经》所述之肾咳与膀胱咳。《内经》云：“膀胱咳状，咳而遗溺。”又云：“肾咳之状，咳则腰背相引而痛，甚则咳涎。”以肾脉贯脊，腰为肾之府，故咳则腰背相引而痛。又“肾者水脏，主津液。”肾病而水气上泛，于是咳则多涎。肾与膀胱相表里，肾气衰则膀胱气化失职，不约而为遗尿。

中医确能救急症，胆大心细因果明

盛某，男，27岁，农民。病人突发大吐大泻，昏倒不起。由于病人家住边远山区，交通不便，且离医院较远，余遂急奔病人家中抢救。询其病情：家人诉患者当日下午冒着烈日酷暑在田间抢收早稻，因口渴之极，在田边水池中舀喝了2碗生水，须臾便觉腹中疼痛，旋即上吐下泻，竟昏倒在田间。该地乡村医生给服了半包人丹，1瓶十滴水，2瓶藿香正气水。入暮时，患者又复吐泻频频，上则呕吐如喷，下则泄水如注，请医生给予针剂注射、服药，可是不论药与水，下咽即吐，不能取效。察其病态：病人两目深陷，面部肌肉陷下，腹部凹陷瘪小，面色灰暗，口唇淡紫，声低息微，口张气短，时时呕逆，大便失禁，泄水不止。且全身冷汗淋漓，畏寒肢冷，舌色淡白，脉微细无力。

此病猝暴危急，在辨证时应把握住哪些关键呢？此病发在炎暑季节，由于饮不洁净的生水引起。似此逢暑热燔炽而猝然饮冷者，最易造成两种病变：一是湿热壅遏肠胃；二是中焦阳气受损。而本患者身不发热，舌苔不见黄腻，脉不滑不数，却出现畏寒肢冷、舌淡、脉微。这显然不是湿热阻遏，而是中阳受损、脾胃失司所致的上吐下泻，此其一。

上吐下泻，最应辨清虚实，凡“邪气盛则实，精气夺则虚。”实证必然表现实象，诸如发热恶寒、胸闷腹胀、腹痛拒按、呕吐酸苦、泻下腐臭、肛门灼热、小便黄赤、舌苔垢腻、脉象有力等。而本患者却见两目深陷、面颊瘦削、腹部凹陷、口张气短、声低息微，更兼自汗肢冷，脉微无力，已呈一派虚衰之象。且暴吐暴泻，谓之“上争下夺”，最易伤津耗气，产生危候。《医宗金鉴》曾指出：“呕吐而见面色青，指甲黑，中痛不止，肢厥不回者凶；泄泻若见脉微细，手足寒，气短少，水浆不入，大便失禁者凶。”而本患者所见即是虚脱凶险之象，此其二。

析其脉证，乃阴液将竭，阳气欲脱之危候。当务之急必须固气救脱，以挽生命于垂危。暴吐暴泻发生虚脱，在有条件的地方，必须首先采取输液抢救。此病人生命危在顷刻，已来不及抬送医院，当时又没有条件进行输液，只得完全依靠中药进行抢救。

暴吐暴泻，必须先治其吐。夫“呕吐者，胃气上逆而不下也。”呕吐严重则饮食不能进，汤药不能入。凡呕吐不能纳药食者，最难治疗。因为药水入咽即吐，不能停留胃中，药既不能入胃，又安能奏效？因此必须先治其吐。俟吐势稍缓，使药能入胃，再去治泻，如此方能取效。余在数十年临证中，每遇此种情况，必当辨别寒热，先治其呕吐。若患者表现口苦、呕苦、舌苔黄，属热证者，用乌梅30g，配以黄连10g，竹茹15g，酸苦并用，止呕作用很强。若患者表现呕吐清水、口不甚渴、舌苔白，属寒证者，用乌梅30g，干姜10g，白豆蔻10g，酸辛并用，止呕之效亦速。方中乌梅，其味极酸，其性收敛，取其酸收以制胃气之上逆；且乌梅生津，对于呕吐而失津者用之最宜，用大剂量乌梅止呕，临床屡试屡验。

本案患者正是频频呕吐，药难下咽，故先取乌梅、干姜（乌梅30g，干姜15g。），酸温并用以降寒浊，止呕逆，冀其通关开噤，使药能入咽，然后图以正法。

这里还需说明，凡治剧烈呕吐，其服药方法十分重要，需将药物浓煎之后，待其冷热适中，每次只能服用1

汤匙(小儿酌减)，服后不可随即饮水或进食。服药后或即呕吐者，过15分钟可再进药1汤匙，连服3至5次，吐势就会逐渐控制。俟其吐止能纳，然后才能加大服药量。或有不知此者，明见病人吐药而不能纳，却仍以大杯整碗汤药强灌之，或者药刚下咽即饮水、吃水果者，每致倾囊吐出，愈服愈吐，终不济事。

吐泻暴脱，首当拯救阳气。大吐大泻直接损耗津液，《红炉点雪》曾把泄泻一证作为“亡阴脱液之肇端”。然气能生津，气能化津，气能摄津，在病理上，气虚可致津亏，津亏可致气耗，凡大汗、大吐、大泻而失津者，每见“气随津脱”之证。《扁鹊心书》指出，“暴注之病”可以“损其脾气，泄脱元气”。临床所见，大吐大泻之证不仅损津，而且耗气，容易出现津气两夺之危候。救治之法，应当先拯阳气，后补阴液，使之固气而后生津。本案患者表现津气俱脱之候，而其中尤以汗出、肢冷、脉微之阳气虚衰为最紧要，故用大剂参附汤(提示：参附汤在大学《方剂学》教材归为“温里剂”之“回阳救逆”附方，主治阳气暴脱”)急拯阳气以固其脱。

抢险救脱，用药必须量大力专。大吐大泻发生虚脱，其生命危在顷刻。医者不仅要准确辨证，而且要果断用药。如果胆小怕事，仅仅用药试探，定会贻误病机，误人性命。杯水难救车薪，取效贵乎神速。似本案例之气随津脱、表现亡阳之征候者，必以参附大剂，或可力挽垂危。方中人参用量宜大，非1两(30g)不可，更不可用党参替代。凡抢险救脱，用参附汤、独参汤之类，人参俱当重用，并需浓煎频服。附子性虽辛热，而回阳救脱之功甚著，故用量需大。此时此刻，用药宜精，切忌杂乱，否则药力不专，反而无益。孙思邈曾谓医者曰："行欲方而智欲圆，心欲小而胆欲大。"所谓心小胆大，一要谨慎辨证，二要果断用药，二者缺一不可。

于是急拟二方：

第一方：乌梅30g，干姜15g。

第二方：高丽参30g，黑附片30g，炙甘草15g。

首先用第一方的2味药煎成浓汁候冷，每次给病人喂服1汤匙，1小时之内连服5次，须臾呕吐之势稍定，药水已能入胃，旋即浓煎频饮第二方，半小时服1次，每次服3汤匙。约3小时后，患者气色转佳，四肢转温，汗泄渐减，脉趋沉细，危机得到缓解。此时患者但觉口渴欲饮，气短不续。

天明之后，改拟附子理中汤(提示：附子理中汤在大学《方剂学》教材归为"温里剂"之"温中祛寒"附方，主治脾胃虚寒较甚，或脾肾阳虚)合生脉散(提示：生脉散在大学《方剂学》教材归为"补益剂"之"补气")治之。

处方：吉林参15g，干姜15g，焦白术12g，附子15g，炙甘草10g，麦冬30g，五味子8g。水煎服，3剂，日服1剂。

次诊：三日后往视，患者吐泻均止，并已进粥。唯觉精神困倦，四肢乏力，食少、自汗。其舌色已转红润，脉象已趋细缓。

乃拟参苓白术散(提示：参苓白术散在大学《方剂学》教材归为"补益剂"之"补气")3剂，善后收功。

处方：台党参20g，焦白术10g，茯苓12g，炙甘草

6g，山药15g，白莲肉10g，炒薏米15g，桔梗6g，砂仁6g，炒扁豆15g。服完3剂，病人即停进药，其病亦痊愈。

本案先用大剂参附汤急拯阳气以固其脱，而后用生脉散益气生津，俟气固津回，然后用参苓白术散缓补脾胃。临证之际，自应分清先后缓急，切不可错乱无序。

提示：

病机	阴液将竭，阳气欲脱（气随津脱而亡阳）。脾胃虚寒；气阴两虚
病症	暴吐、暴泻、昏倒虚脱……
方证	参附汤；生脉散；参苓白术散

肺痈之后生足痿，彼变我变有次第

王某，男，40岁，农民。1977年夏，病发热口渴，咳嗽气喘，胸部疼痛，咳吐黄稠浊痰，其气腥臭，痰中带血，流连月余不愈。诊见患者形体羸瘦，皮肤毛发干枯，声音嘶哑，食少便秘，舌红苔少，脉滑而数。

综析脉症，为热邪羁肺，灼伤肺津，酿成肺痈。拟千金苇茎汤（提示：苇茎汤在大学《方剂学》教材归为“清热剂”之“清脏腑热”）合桔梗汤（提示：桔梗汤在大学《方剂学》教材归为“清热剂”之“清脏腑热”附方，功用为宣肺止咳，祛痰排脓）急治其标。处方：鲜苇茎30g，桃仁10g，冬瓜子15g，生苡米15g，桔梗15g，花粉10g，炒瓜壳10g，甘草10g。

次诊：药进5剂，发热、咳嗽、胸痛等症大减，痰中无血，药已中病。但患者仍觉口燥咽干，尤感四肢酸困。

又以千金苇茎汤合叶氏养胃汤标本兼施之。处方：鲜苇茎15g，桃仁10g，冬瓜子15g，生苡米15g，麦冬15g，沙参15g，玉竹15g，花粉10g，桑叶6g，甘草6g。

三诊：药进10剂，身热喘咳、口燥咽干及声嘶便秘诸症悉解，饮食亦进。可是患者两足由酸困发展为筋挛痿弱，渐至痿躄，且伴五心烦热、心悸气短等症，舌红少苔，脉细而数。

析其肺热虽清，痈脓亦除，而肺胃津伤已久，必然耗及精血，以致筋脉失养，痿躄由生。清代陈士铎常用大剂元参、麦冬、地黄、牛膝之类治痿，立“肺为金火所逼，不能传清肃之气于下焦，而肾水烁干”之说（《石室秘录》）。近代丁甘仁治封某，温病后阴液已伤，虚火灼金，两足不能任地，咳嗽不爽，谷食减少，咽喉干燥，用沙参、麦冬、石斛、花粉、知母、牛膝、生地、淮山之属（《丁甘仁医案》）。

肺痈既久，津液必伤，而痿由津伤，责在肺胃。《素问·痿论》指出：“肺热叶焦，发为痿躄。”“阳明……主润宗筋……阳明虚则宗筋纵，带脉不引，足痿不用。”刘河间说：“大抵肺主气……病则其气膹满奔迫，不能上升，至于手足痿弱，不能收持，由肺气本燥，燥之为病，血液衰少，不能营养百骸故也。”（《素问玄机原病式》）人体气血津液的布达在于肺，生化源于胃，而补津养血，当究其源。

余亦循其理而效其法，拟吴鞠通之益胃汤（提示：益胃汤在大学《方剂学》教材归为“治燥剂”之“滋阴润燥”）加味，生胃阴，布肺津，起痿躄，寓“治痿者独取阳明”之义。

处方：玉竹15g，沙参15g，麦冬15g，大生地15g，白芍20g，石斛10g，淮牛膝12g，甘草10g，阿胶10g(烊化)。此方服至10剂，双足能动。再进20剂，痿躄痊愈。

提示：

病机	热邪羁肺，灼伤肺津，酿成肺痈；肺胃津伤
病症	肺痈；痿……
方证	千金苇茎汤合桔梗汤；千金苇茎汤合叶氏养胃汤；益胃汤

第五章　并列

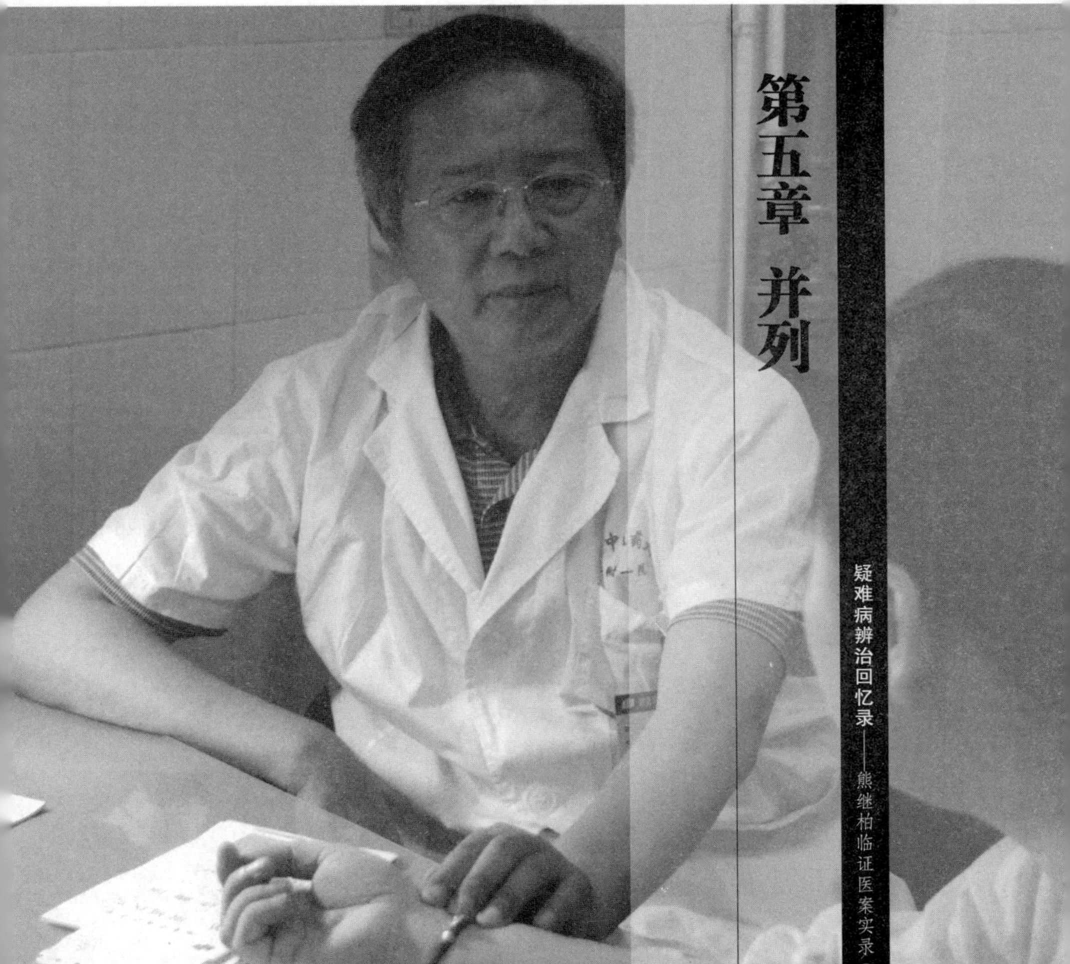

疑难病辨治回忆录

——熊继柏临证医案实录②

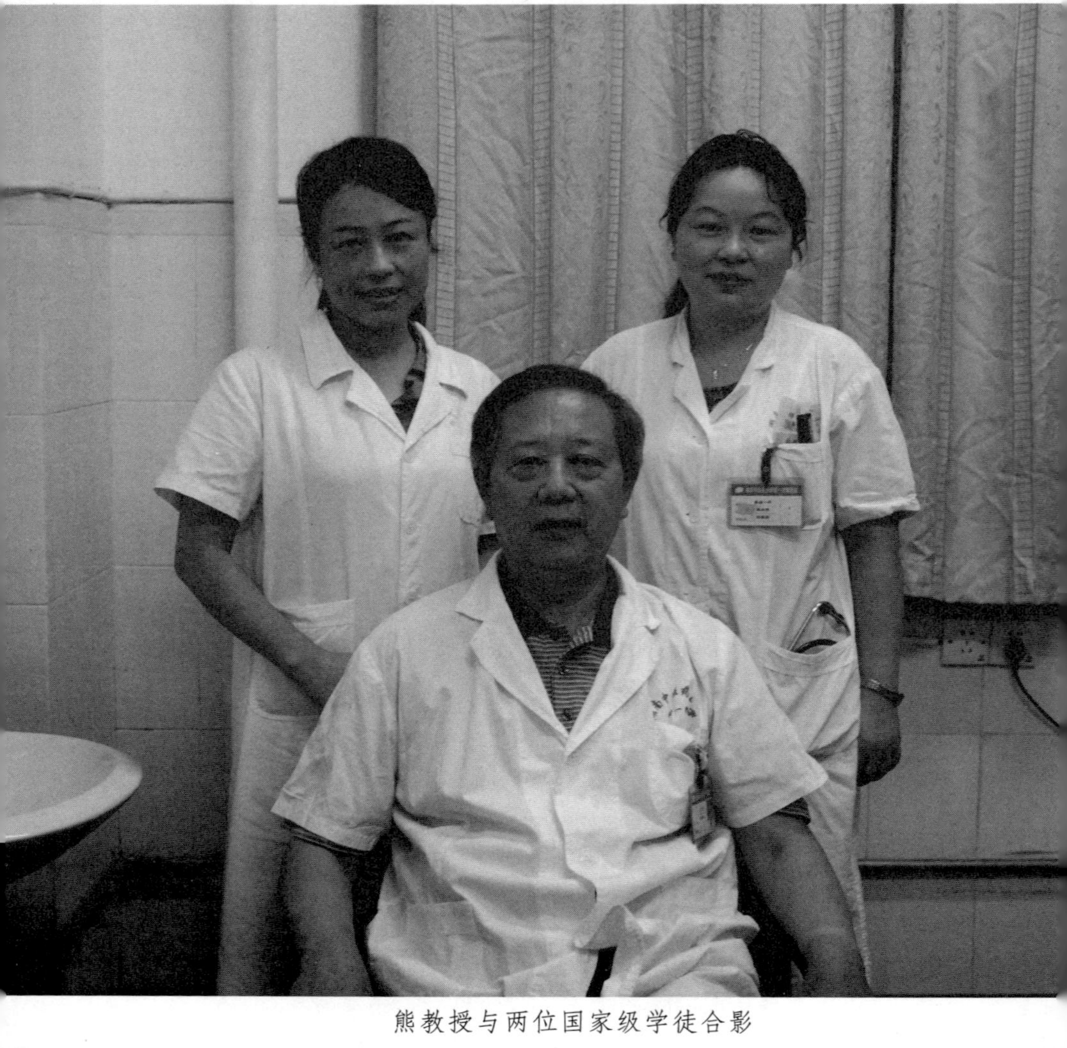

熊教授与两位国家级学徒合影

病机多重看“关联”，若为“并列”治可兼

中年妇女唐某，患咽喉部梗塞，胸中胀闷，声嘶难出达半年之久，经多方诊为慢性咽喉炎。胸部透视未发现病变，望其咽部并不甚红。但言胸膈部胀闷，咽喉部梗塞如绳带紧束之状，不仅语声难出，连呼吸亦觉困难。与之相对斯须，但见患者连连嗳气，并引伸太息，时时以手捶胸。究其发病前旬，曾与人争吵，气郁难平；次又感冒发热，旋即形成斯病。

颇似“肝著”，有“其人常欲蹈其胸上”的特征。

其发病前旬，曾与人争吵，次又感冒发热，可见此病起于气郁伤肝，复兼邪客。

治必疏肝达郁，即“木郁达之”之法。

遂拟旋覆花汤合四逆散(提示：四逆散在大学《方剂学》教材归为“和解剂”之“调和肝脾”)再合半夏厚朴汤(提示：半夏厚朴汤在大学《方剂学》教材归为“理气剂”之“行气”)复方加减(旋覆花10g，片姜黄10g，柴胡10g，白芍10g，枳实15g，法半夏10g，厚朴10g，苏叶10g，茯苓10g，甘草6g，生姜10g)。药进7剂，诸症大减；原方再进7剂，其病乃瘳。

提示：

病机	肝着；气郁；邪客
病症	咽喉部梗塞，胸中胀闷，声嘶难出（慢性咽喉炎）；嗳气……
方证	旋覆花汤合四逆散合半夏厚朴汤

《素问·六元正纪大论》云："木郁之发……民病胃脘当心而痛，上支两胁，膈咽不通，食饮不下，甚则耳鸣眩转，目不识人，善暴僵仆。"木郁之发，为风气大行，其发病症状则多为肝气郁滞之候：

肝气失于疏泄，故脘胁疼痛；气逆犯胃，故咽膈痞塞不通，食饮难下；气郁而上逆，故头眩耳鸣，甚则昏仆。

治此木郁，法主"达之"，王冰谓"达"为"吐"，义似不切。盖达者，条达、畅达，疏理肝气之谓也。张景岳说："但使气得通行，皆谓之达。"诸如张仲景用四逆散治气郁厥逆证；张景岳用柴胡疏肝散治肝气犯胃胁脘胀痛证；傅青主用解郁汤治胎气上悬证；陈士铎用救肝解郁汤治气塞不语证，以及《局方》逍遥散治肝郁脾虚证等，皆本"木郁达之"之法。

营卫俱虚肌不仁，病机理论源《内经》

1990年冬曾治靳某，男，57岁，患四肢肌肤麻木不仁，沉重无力，活动不便，伴畏寒肢冷，精神倦怠。病历月余，肌肤麻木渐增，手指触物时感觉十分迟钝，足胫及股膝部肌肤不仁而不知痛痒，舌淡苔薄白，脉细。

观其脉症，系营卫气血不足，阳气不达四肢，肌肤失养所致之麻木不仁，当属"肉苛"。乃取调和营卫兼温经通脉法，拟黄芪桂枝五物汤(提示：黄芪桂枝五物汤在大学《方剂学》教材归为“温里剂”之“温经散寒”附方，益气温经，和血通痹)合当归四逆汤(提示：当归四逆汤在大学《方剂学》教材归为“温里剂”之“温经散寒”)治之。服药15剂，四肢麻木明显减轻，畏寒肢冷缓解，但肌肤仍然不仁，肢体仍沉重无力。

再拟黄芪桂枝五物汤加小海龙、鸡血藤，嘱服15剂，服后肌肤不仁逐渐减轻。嘱以原方继进30剂，其病告愈。此可谓肉苛证治之实例。

提示：

病机	营卫气血不足
病症	四肢肌肤麻木不仁，沉重无力（肉苛）……
方证	黄芪桂枝五物汤合当归四逆汤；黄芪桂枝五物汤加小海龙、鸡血藤

《素问·逆调论》云：“人之肉苛者，虽近衣絮，犹尚苛也，是谓何疾？岐伯曰：荣气虚，卫气实也。荣气虚则不仁，卫气虚则不用，荣卫俱虚则不仁且不用。肉如故也。”《素问·五常政大论》又云：“皮痹肉苛，筋脉不利。”何谓肉苛？骆龙吉《增补内经拾遗方论》释：“肉，肌肉；苛，谓痹重，痛痒不知。”张景岳《类经》释：“苛者，顽木沉重之谓。”

据此可知，肉苛乃是严重的肌肤麻木不仁且兼肢体沉重的病证。联系《金匮要略》所载“血痹……外证身体不仁”和《诸病源候论》所载“风不仁候……由荣气虚，卫气实……其状，搔之皮肤如隔衣。”其症状特点皆与肉苛极为相似。

析肉苛的病机，《逆调论》说得很清楚："荣气虚则不仁，卫气虚则不用，荣卫俱虚则不仁且不用，肉如故(苛)也。"《素问·痹论》亦云："荣卫之行涩，经络时疏……皮肤不营，故为不仁。"《灵枢·刺节真邪》又云："卫气不行，则为不仁。"约而言之，在于营卫俱虚。诚如张景岳《类经》所说，"营卫俱虚，则血气俱病，血虚故为不仁，气虚故为不用。"

由此推知，治疗肉苛必须调营卫，益气血，通经脉。诸如黄芪桂枝五物汤、神效黄芪汤、十全大补汤之类，应当随证选用。

疑难重病治犹难，方证相符最关键

伍某，男，22岁，农民。1971年春发病，初起心烦失眠，口渴欲饮，渐渐夜不能寐，坐卧不宁，并且多言妄语，狂歌狂笑，始知为癫狂病，乃延医治疗。但服药半年，却愈狂愈烈，竟然口中念念不休，一片狂言妄语，并且到处奔跑，夜不归户。家人苦无良策，乃将患者锁于一间小楼房之中，患者在楼房中大吵大跳，一昼夜吵闹数十次，合家不得安宁。忽一日他在楼房中寻得一把渔叉，乘其父在楼檐下埋头锯木头时，竟从窗孔内瞄向其父放出一飞叉，飞叉仅距其父之头前五寸许插入地下，入土达三寸之深。其狂乱如此，人皆以为系不治之症。迨至深秋，其狂如故，遂延余往视。时患者仍被锁在房中，开门一见，他即大笑不止，口中念念有词。询其病况，答非所问，一派胡言乱语。然却并不打人骂人，唯见其时时昂首向上直喷白色唾沫，弄得唾沫星子满天飞。视其舌，苔黄厚而滑；诊其脉，沉滑而有力。询其主要表现，家人谓其整天多言妄语，极少睡觉，口渴欲饮，食量倍增，大小便未见异常。

检阅前医所投之方，有礞石滚痰丸（提示：礞石滚痰丸在大学《方剂学》教材归为“祛痰剂”之“清热化痰”）、生铁落饮、温胆汤（提示：温胆汤在大学《方剂学》教材归为“祛痰剂”之“燥湿化痰”）、白金丸、当归芦荟丸（提示：当归芦荟丸在大学《方剂学》教材归为“清热剂”之“清脏腑热”之附方，主治肝胆实火）、磁朱丸［提示：磁朱丸在大学《方剂学》教材归为“安神剂”之“重镇安神”之附方，主治心肾不交（肾阳不足，心阳偏亢）］等，皆是治疗癫狂之方。服药已达80余剂，何以久治而不效呢？余一时苦无良法，只得约病家次日取方。是夜细思：

此患神志昏乱，躁动不安，多言妄语，已属神明错乱；口渴多饮，食量倍增，又系火热炽盛；口吐涎沫不止，应是痰饮上泛。

而前面所服诸药皆系降火逐痰之剂，其所以未效者，或恐因其作用之单一，药力之不及耳。如今之计，需以镇神、逐痰、降火之法并举，三路进击；尤需峻逐其痰饮，或可抑其势矣。于是一方面取《金匮要略》之风引汤（提示：风引汤在大学《方剂学》教材未收入，在《金匮要略》教材中，主治阳明热盛、风邪内动），以镇摄心神，清降实火；一方面取《三因方》之控涎丹（提示：控涎丹在大学《方剂学》教材归为“泻下剂”之“逐水”之附方，主治痰伏胸膈）以峻逐痰饮，并加皂角以助其蠲饮逐痰之力。

处方一：

桂枝5g，大枣10g，生龙骨30g，生牡蛎30g，干姜3g，大黄10g，滑石15g，石膏15g，寒水石15g，紫石英15g，赤石脂10g，白石脂10g。

上方5剂水煎服，每日服1剂。

处方二：

炒甘遂6g，红牙大戟12g，白芥子60g，炮皂角15g。

上方合碾细末，和蜜为丸，每次服5g，日服2次。

丸、汤并服，药进5日，家长前来告之曰：患者服药后大便稀溏而多夹泡沫且时下黑水，躁狂开始减轻，狂歌妄语明显减少，每天约能睡3小时。余嘱其大胆服药。10日后复诊，见患者诸症均已减轻，尤其是口吐涎沫一症明显得到控制。病人精神已显倦怠之状，然其舌苔仍见黄滑，脉亦滑象。药已中病，当击鼓再进，以铲其病根，仍着原方再进汤药10剂、丸药1剂。于是诸症平息，病获痊愈。至今已数十年，追访并无复发。

癫狂一证，多系痰火为患。《医学入门》指出：“狂为痰火实盛，治狂专于下痰降火”。控涎丹为蠲饮逐痰之峻剂，陈无择谓其可治“痰涎伏在心膈上下”之证，故此方可以用治癫狂之痰涎壅盛者。而《金匮要略》之风引汤，张仲景原本用以“除热瘫痫，治大人风引，少小惊痫瘛疭，日数十发，医所不疗，除热方。”然细酌此方，方中之桂枝、甘草、龙骨、牡蛎四味，即《伤寒论》之桂甘龙牡汤，仲景用以温心阳、镇逆气，治疗“火逆之证，复用汗法，因烧针而致烦躁不安”之状者。方中之滑石、石膏、寒水石三味，《局方》紫雪丹用之为君药，《温病条辨》三石汤亦以之为君药，治疗暑湿蔓延三焦之邪在气分者。吴鞠通谓三石药“清热退暑利窍，兼走肺胃者也。”方中之大黄苦寒下夺，可以直折火热之邪；而干姜、赤石脂温中固摄，可守中焦之气；诸石药沉潜，可镇逆乱之气。此方寒温并用，通摄兼施，其重点在于清泄肺胃之实热，镇摄心脾之神气。尤在泾谓此方为“下热清热之剂”。今借之以治癫狂，实因方药与病机相符，故取捷效。虽为偶中，却乃临证一得。至于上方风引汤中甘草易为大枣，唯在勿犯甘遂、大戟反甘草之戒也。

提示：

病机	痰+火
病症	癫狂……
方证	《金匮要略》之风引汤，《三因方》之控涎丹，加皂角

蓄水之证兼气虚，益气行水两相宜

胡某，女，42岁，某公司职员，2002年3月就诊。患者1个月前某日19时开始打牌，直至凌晨2时，其间只喝茶水，竟忘如厕小便，下牌桌时方觉少腹胀甚，小便急需排出，但排完小便后仍觉少腹部胀满不舒。次日，胀满有增无减，且小便虽解而犹觉未净，以致小便次数明显增多，经服用中西药治疗，而病经1个月之久，其少腹胀满、小便频数均未见减轻，并时而出现小便失禁，遂至中医专家门诊求治。诊见：腹胀小便频，精神疲乏，舌淡、苔薄滑，脉细而缓。

此少腹胀满，小便不利，乃《伤寒论》之蓄水证也。《素问·灵兰秘典论》云："膀胱者，州都之官，津液藏焉，气化则能出矣。"今因膀胱蓄水，影响气化，以致气化失司，出现少腹膀胱部位胀满及小便频数甚则小便失禁之症。《内经》云："膀胱不利为癃，不约为遗溺。"故其治当化气利水。

而患者精神疲乏，舌淡脉细，又当扶正益气。

乃拟五苓散(提示：五苓散在大学《方剂学》教材归为"祛湿剂"之"利水渗湿")再加一味党参，即《世医得效方》之春泽汤治之。

处方：党参、泽泻各15g，猪苓、茯苓、炒白术各10g，桂枝6g。每天1剂，水煎服。服7剂，其少腹胀、小便频均大减。原方再进7剂，病愈。

提示：

病机	水证；气虚
病症	少腹胀满，小便频数……
方证	春泽汤（五苓散加党参）

麻疹目衄是变证，谨察热毒陷营分

盛某，男，4岁。1967年3月就诊：患麻疹五日，遍身现深紫色疹点，成块成片。患儿身热如火，且神志蒙昧。并见两眼红丝满布，眦出鲜血如流眼泪。舌质红绛而少苔，舌尖起刺，指纹深紫，脉数。

综析诸症，此为麻毒内陷，热伤营血之证。

盖目为肝之窍，热灼肝血则目赤目衄；心主神明，热伤心营故舌绛神昏。

麻毒内陷营血，变证百出，目衄仅是其中之一例。

凡热灼营血，必从营血论治。叶天士云：“入营犹可透热转气……入血就恐耗血动血，直须凉血散血”。本证取犀角地黄汤（提示：犀角地黄汤在大学《方剂学》教材归为“清热剂”之“清营凉血”）主治。

然麻疹必欲向外透达，最忌伏遏，因此佐以桑叶、菊花、连翘等辛凉透达之品，使邪无伏遏之弊。

处方： 犀角地黄汤加味：生地20g，丹皮10g，赤芍10g，连翘10g，桑叶6g，菊花6g，炒栀子10g，犀角5g（研末服）。

服药2剂，目衄止，身热退，3剂疹消。嗣后以沙参麦冬汤收功。

提示：

病机	热伤营血
病症	麻疹，目衄……
方证	犀角地黄汤加桑叶、菊花、栀子、连翘；沙参麦冬汤

黄疸高热现昏迷，危急之时察病机

曾某，女，50岁，城镇居民。1968年4月患黄疸，经治十余日，不但黄未退，渐至阵阵神志昏糊，日发十余次，西医诊断为“肝昏迷”。余视之，周身发热，胸腹部尤甚；面目一身悉黄，其色甚鲜；时而烦躁不安，时而神昏谵语；舌质绛，尖干起刺，中部有黄厚苔垢，脉数。

此乃湿热充斥，直犯心包，故神志昏糊，心烦脉数，舌绛，苔黄厚而垢。

然热犯心包是其标，痰湿壅遏是其本，标急而本亦剧，法当遵《内经》“间者并行”之旨，标本同治，清泻兼施。

乃取清宫汤(提示：《温病条辨》清宫汤在大学《方剂学》教材归为“清热剂”之“清营凉血”附方，主治温病液伤，邪陷心包)清心开窍，茵陈蒿汤(提示：茵陈蒿汤在大学《方剂学》教材归为“祛湿剂”之“清热祛湿”)泻热除湿，加竹沥以涤痰宁心。

玄参15g，连翘心15g，连心麦冬15g，大黄10g，莲子心15g，竹叶卷心15g，茵陈20g，山栀子12g，另以犀角6g 磨水服，竹沥30g兑药服。5剂，日进1剂。

复诊：患者神志清，昏糊止，心烦已安，身热亦退。效不更方，原方去竹沥，减大黄一半，再进5剂，黄疸逐渐消退，调理月余而愈。

黄疸病，发热而兼神志昏糊，实属危急重症，中医素称“急黄”。临床必须掌握疾病之标本先后，权衡其轻重缓急，作出果断处理。本例即是紧握“热犯心包”此一病机，又不忽视湿热壅遏此一病本，双管齐下，因获捷效。

提示：

病机	热犯心包（标），痰湿壅遏（本）；湿热充斥，直犯心包（标本）
病症	黄疸，肝昏迷……
方证	清宫汤，茵陈蒿汤加竹沥

脾肾阳衰兼水湿，温阳利水可并治

张某，男，24岁，农民。1983年6月来诊：病人远道来诊，行立需人扶持。询其病由，谓本年初春2月，猝患泄泻，日下七八次，甚或十余次，泄下清稀，时见水谷夹杂。伴大腹疼痛，胀满，肠鸣有声，时作矢气，并兼畏寒肢冷、头晕、心悸、短气、乏力、食少、口渴及面浮、足肿等症。泄泻5个月，诸药不能愈。望其面色黧黑，舌质色淡而舌中罩有白滑苔，脉沉而细。询知其口渴非热则不能饮，饮冷即腹中作痛，问其小便短少而色清。

久泻多虚多寒，而本例所见腹胀、肠鸣、面浮足肿、舌苔白滑以及小便短少等症，系水湿未化之征。遵仲景之旨“下利气者，当利其小便。”河间云：“湿胜则濡泄，小便不利者，可与五苓散”，故本案取五苓散以“急开支河”。

盖久泄阳衰，多由脾而及肾，脾阳衰则运化无权，肾阳衰则固摄无主，于是其泻连绵难愈。时虽暑热炎天，但其寒湿已甚，故仍取四逆汤之干姜、附片以温之。

综析脉症，乃属脾肾阳衰而水湿不化，以致清浊不分而为泄泻的虚实夹杂证。治以温脾肾，利水湿。用五苓散（提示：五苓散在大学《方剂学》教材归为“祛湿剂”之“利水渗湿”）合四逆汤（提示：四逆汤在大学《方剂学》教材归为“温里剂”之“回阳救逆”）治之。

白术（土炒）12g，茯苓15g，猪苓10g，泽泻10g，桂枝6g，附片10g，干姜8g，甘草6g。

服药5剂，泄泻减轻，日仅2～4次，畏寒肢冷、面浮足肿之状明显好转，饮食亦觉增进，舌上白苔减少，舌质转红。但腹中仍觉胀满疼痛而肠鸣有声。

仍以原方去干姜、甘草，加吴茱萸治之。加吴茱萸者，取其暖肝温下，降浊阴，止泄泻。东垣曾云："浊阴不降……泻痢，宜吴萸治之……用之如神，诸药不可代也。"

白术(土炒)12g，桂枝6g，茯苓15g，猪苓10g，泽泻10g，附片6g，吴茱萸6g。

继进5剂，泄泻已止，腹胀腹痛亦除，诸症悉解。唯觉食后腹胀，困倦乏力。

此脾气未复，湿邪未尽之候。乃以七味白术散（提示：七味白术散在大学《方剂学》教材归为"补益剂"之"补气"之附方，主治脾胃虚弱、津虚内热)善后。

有学生问曰：此案用真武汤是否可行？

真武汤治阳虚水泛固然可用，然此证水泛已止，阳虚已复。而善后需健脾胃，故七味白术、香砂六君皆可。又，教材谓七味白术主治"津虚内热"，我个人认为此语不妥。

提示：

病机	脾肾阳衰而水湿不化（寒湿）；虚实夹杂证
病症	泄泻……
方证	五苓散合四逆汤；五苓散加附子、吴茱萸；七味白术散

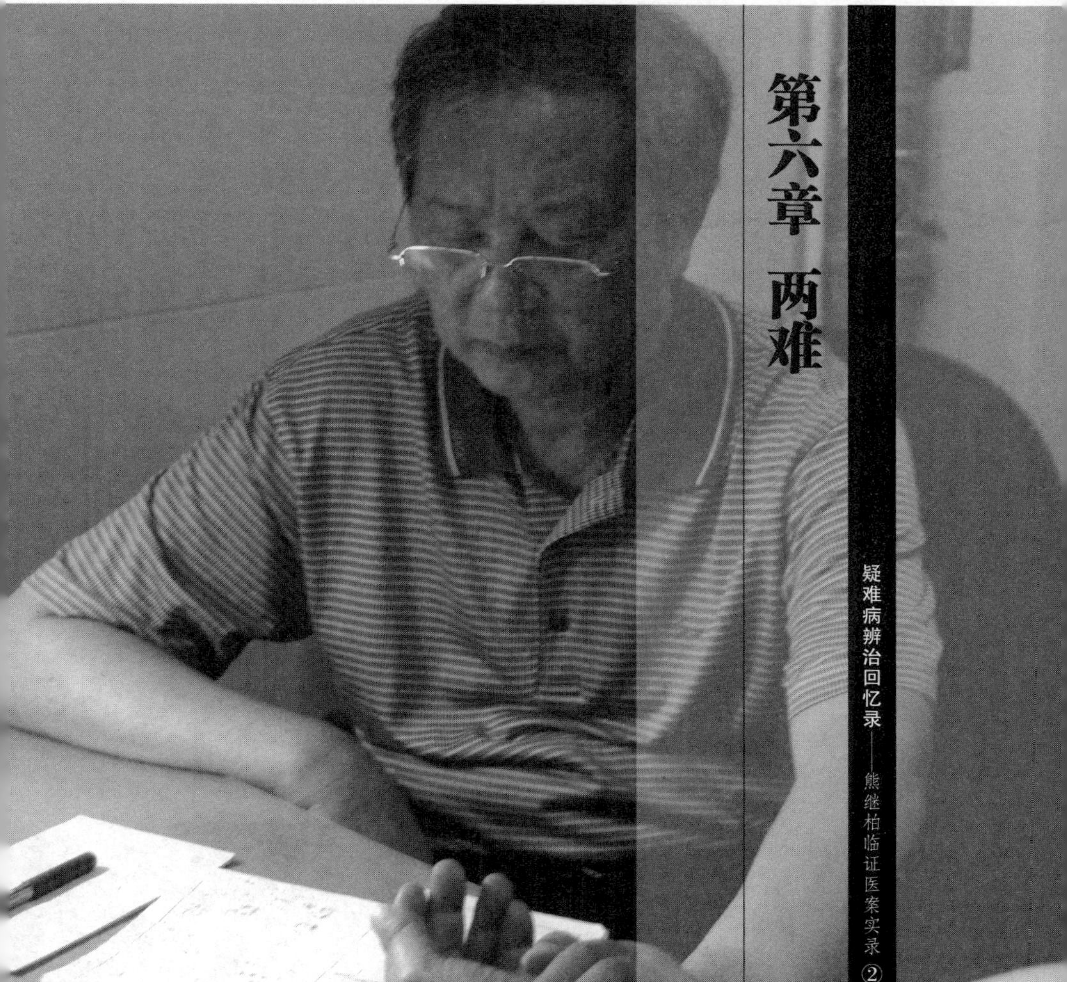

第六章 两难

疑难病辨治回忆录

——熊继柏临证医案实录②

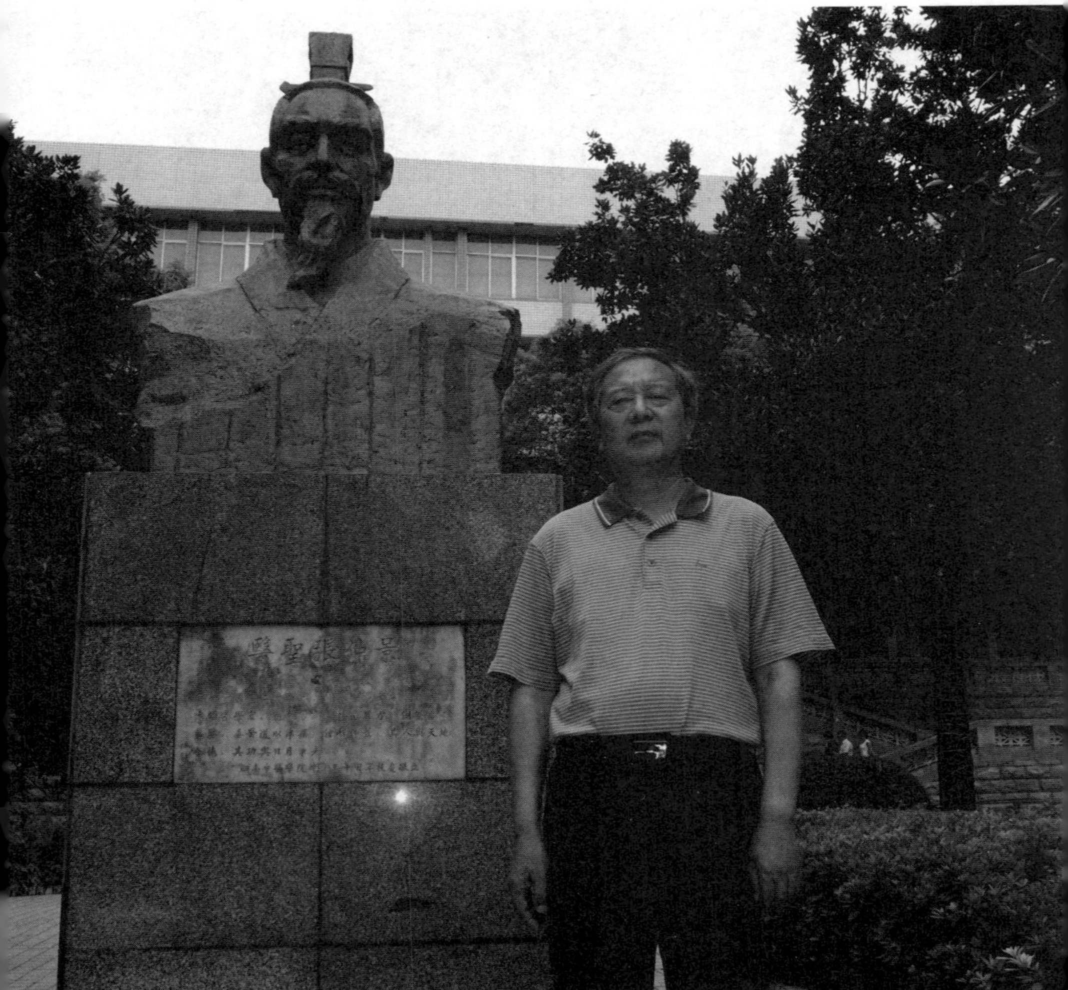

熊继柏教授近照

正虚又见邪气盛，标本缓急须权衡

邱某，28岁，农民。患哮喘宿疾已十余年，每逢感寒即发，1965年3月因产后不慎而感寒，触发喘疾，病经十余日，喘促益甚。就诊时，见病人喘势急迫，张口抬肩，但坐不得卧；咳嗽而兼呕逆，咳吐稀白痰涎甚多。望其神色，面白唇灰，形衰体羸，舌苔淡白而滑润。问其症状，自汗出，微热而恶寒，口渴喜热饮，胸闷食减。察其脉，寸关脉紧、尺脉促细无力。

此病久喘暴发，适逢产后，气血亏虚，邪气乘虚而入，病历十余日，而虚者益虚。所见面白唇灰，形衰体羸，自汗少食，舌淡而尺脉促细无力等症，均是一派肺肾气虚之候。

但此病所起，系由感寒触发，其症又见微热而恶寒，脉紧，舌苔白，仍属外寒束表。

咳喘呕逆，咳吐稀白痰涎甚多，渴喜热饮，舌苔滑润，显系饮邪内停。

外寒内饮，壅阻肺气，故致喘势急迫。

证候的焦点就在于邪盛正衰，即外寒内饮猖盛而肺肾之气大衰。

气衰当固，不固将脱；邪盛必攻，不攻愈害。若仅固气则有反助贼势之弊；若仅攻邪又有“投鼠忌器”之忧。《素问·标本病传论》云：“谨察间甚，以意调之，间者并行，甚者独行。”此病正气虽虚而邪气犹盛，邪气不去，正气何以得安？权衡缓急当祛邪而兼以扶正，俾邪去而正可安。《内经》所谓“无致邪，无失正”。

本例为产后气虚而兼外寒内饮、虚实相杂的喘证，汗出而喘是其主要的症状之一。观仲景小青龙汤，方中麻桂合用，本非汗出而喘者所宜，唯证属寒饮，法当温散，有是证则立是法，立是法则取是方，故不以汗出而喘为小青龙汤之戒。

乃取张仲景之小青龙汤(提示：小青龙汤在大学《方剂学》教材归为“解表剂”之“辛温解表”)为主方，着重散寒化饮以去邪。同时，于方中重加一味西党参，用以固扶肺气，再配以黑锡丹，用以固肾气，如此双管齐下，泻中寓补，散中兼摄，标本兼施以治之。

处方：西党参30g，炙麻黄6g，桂枝9g，细辛3g，法半夏10g，炙甘草9g，干姜6g，五味子6g，白芍12g。另以黑锡丹2支，每次吞服20丸。服药1剂，喘势大减，3剂喘定，诸症平息。

乃以人参养营汤(提示：人参养荣汤在大学《方剂学》教材归为“补益剂”之“气血双补”附方，主治心脾气血两虚)加减善后，数日而愈。

余用此小青龙之变方，正因病人肺、肾之气虚衰，深虑方中麻、桂发散之弊，所以重加党参以益气，更用黑锡丹以固脱，这便是本案立法配方的特点，也是本病取效的关键所在。

提示：

病机	外寒束表；饮邪内停；肺肾气虚（邪盛正衰，虚实相杂）
病症	喘；产后病……
方证	小青龙汤加西党参，黑锡丹；人参养营汤

肺胃热盛津气脱，清热固气两相谋

谢某，男，50岁，农民。1971年春节，夜半求诊，言病人垂危。余急往视之，见病人仰卧于床，神志昏瞀，不言不语，面色淡白，目合口张，呼吸短促，大汗淋漓，胸腹热而四肢凉，舌质红，舌上有黄厚苔，脉来阵阵数甚而顿止，极似雀啄之状。询其病况，家人说：七日前起病，即发气喘，伴有高热、大汗、烦渴饮冷等症。曾用西药青、链霉素治疗未见明显效果，且连日病增，乃至于此。

细辨此证，起病即喘促，高热，烦渴，大汗，病属肺胃实热。

喘汗交加，肺胃热甚，势必耗灼气阴。《素问·举痛论》云：“喘息汗出，外内皆越，故气耗矣。”如今病人气息奄奄而大汗淋漓，更兼神志昏瞀，形神俱衰。尤其是脉现“雀啄”，雀啄脉古称七怪脉之一，陈修园谓其“旦占夕死不需药”。《难经·十五难》云：“来如雀之啄，如水之下漏，是脾之衰见也。”可见此脉此症皆为气阴欲脱之征。

肺胃热盛，气阴欲脱，邪盛正衰，实属危候。

所幸者，病人舌上有黄厚苔，这种黄厚苔固然是痰热阻遏肺胃的征象，但此病值于气阴欲脱之际，而见此黄厚舌苔，却意味着津液未竭，胃气尚存。叶天士曾云："存得一分津液，便有一分生机。"《脉学辑要》引"陈远公曰：故有胃气，虽现死脉而可生；无胃气，即现生脉而必死。"以此度之，本病虽趋垂危之势，但气阴欲脱而未脱，胃气将败而未败。舌苔所见便是一线生机，抓住这一线生机，或可以力挽其垂危。

本例喘促，气阴将脱，理当急救气阴，力挽垂危，生脉散（提示：生脉散在大学《方剂学》教材归为"补益剂"之"补气"，主治气阴两虚）在所必用。但证兼肺胃热盛，生脉散恐有助邪恋热之弊，诚如王孟英在薛生白《湿热病篇》中告诫："近人不论何病，每用此方收住邪气，杀人无算。用此方者，须详审其邪之有无。"因之，便选用吴鞠通紫雪丹（提示：紫雪丹在大学《方剂学》教材归为"开窍剂"之"凉开"）中的三石，以清肺胃之热，亦遵"间者并行"之法，救虚又兼去实，顾此而不失彼。

《温病条辨》云："汗多脉散大，喘喝欲脱者，生脉散主之。"此病便是的证。遂以生脉散为主方，急救气阴；并用紫雪丹中三石（滑石、石膏、寒水石）以清肺胃之热，再加尖贝清肺化痰。

处方：直参须12g，麦冬30g，五味子6g，滑石15g，石膏20g，寒水石15g，另以尖贝9g碾细末冲药服。嘱其浓煎频饮，病人日进2剂，诸症平息，仍以原方加减调治，其病获愈。

提示：

病机	肺胃实热，热灼气阴，肝阳亢逆；脾胃气虚兼痰湿
病症	喘；高热，烦渴，大汗……
方证	生脉散；紫雪丹中三石(滑石、石膏、寒水石)，加尖贝

邪实正虚下赤痢，治在两难分缓急

伍某，女，12岁，学生，1976年8月就诊。询其病程：患儿病赤痢七日，下利脓血稠黏，身热腹胀。经用西药治疗，痢未止而反腹胀如鼓，脓血自下，且持续发热。当地医院诊断为“中毒性痢疾”，转请中医治疗。察其病态：患儿面部消瘦，精神衰惫，肚腹膨大，鼓之如鼓，身热较甚，体温测试39.7℃，痢下脓血不止，腹痛，里急后重，一昼夜约下痢30余次。并且时时呕逆，不能进食。视其舌脉：舌质深红而绛，舌根部有厚腻黄黑苔，脉象沉数。

病儿已下痢七日，表现高热、神衰、脉数、下血不止等症，且舌质红绛，这意味着热入营血，乃系热毒内炽、灼伤阴血之象。

同时患儿又表现出腹胀较甚，呕逆不食之症，且其舌根部有明显的厚腻黄黑苔，这又标志着患儿肠中留有湿热积滞。

病证的矛盾具有两个方面，一方面是阴血灼伤，一方面为湿热积滞。此病虚实夹杂，阴血已伤，湿热犹存，正虚邪实，实为危候。此时若只救阴血，则湿热黏滞不解；若只荡涤湿热，又恐阴血愈耗。

而权衡其标本缓急，则湿热积滞为其病本，而阴血灼伤为病之标。因为湿热太甚，积滞不去，则必然灼伤阴血。阴血的灼伤是由湿热积滞所导致。此时病人表现又是以腹胀、呕逆、下痢、发热为最突出，所以当前亟须涤除实邪，去其湿热积滞，务使邪去正安。若仅限于清热解毒、凉血止血等治痢之常法，则积滞不能去，反而延误病情。

据其脉症分析：此证湿热内盛，阴血损伤，正虚邪实，已成危候。当先荡涤湿热，去邪以存阴。

凡下痢而见呕逆不食者，中医称之为“噤口痢”，是胃气欲败之征，属危重病候。唐容川《痢证三字诀》云：“若噤口，津液伤，不速治，腐胃肠。”本患者下痢而见腹胀、呕逆不食，正是“噤口”之象。而这个“噤口”是因为肠中有湿热积滞，上攻于胃，致使肠胃气机滞塞而表现腹胀，胃失和降而表现呕逆不食。因此，用小承气汤荡涤肠中积滞，即《内经》所谓“通因通用”之法；并取王氏连朴饮中的黄连配厚朴以清泄肠胃湿热，苦辛通降；再加木香、莱菔子行气除胀，地榆炭止血止痢，更加竹茹以代半夏降逆止呕。方以通降清泄为主，使湿热积滞因势利导从大便泄去。

乃取小承气汤（提示：小承气汤在大学《方剂学》教材归为“泻下剂”之“寒下”附方，主治阳明腑实轻证）合王孟英氏连朴饮（提示：王氏连朴饮在大学《方剂学》教材归为“祛湿剂”之“清热祛湿”）加减，因势利导。

处方： 黄连10g，厚朴10g，生大黄6g，枳壳8g，广木香3g，竹茹15g，炒莱菔子10g，地榆炭15g。

次诊： 上方服完3剂，其下利脓血明显减少，腹痛、里急后重等症亦见消退，发热之势显著下降，尤其是腹胀基本消除，呕逆得到控制，病儿舌根部之厚腻黄黑苔已去。此时仅表现口干口渴，尚不欲进食，大便稀溏，时夹红色血丝，日下4～5次。舌红少苔，脉转细数。

待邪气已去，实证解除之后，又须迅速恢复正气，顾护胃气，故改用益胃汤(提示：益胃汤在大学《方剂学》教材归为“治燥剂”之“滋阴润燥”)加入凉血养血之品，一方面益胃生津，一方面养血凉血；一方面顾护正气，一方面清除余热。

用益胃汤加苡米、白芍、地榆炭，益胃生津，凉血养血。

生地15g，白芍15g，苡米10g，玉竹15g，沙参15g，麦冬15g，地榆炭12g，炒莱菔子15g。

连服5剂，其病获愈。

提示：

病机	热入营血，灼伤阴血；湿热积滞肠胃；（标本缓急）
病症	下痢脓血，发热腹胀，呕逆不食（中毒性痢疾）……
方证	小承气汤合连朴饮加竹茹代半夏，再加木香、莱菔子、地榆炭；益胃汤加苡米、白芍、地榆炭

小承气汤确非治痢专方，张仲景创此方泄热通便，破滞除满，用治肠胃中实热积滞、表现以痞满为主的病证。本证借用小承气汤，正是取其通下实热、破滞除满的作用。

大凡治痢疾，若见其腹胀、腹痛、里急后重、舌苔黄、脉实有力者，显系实热积滞，当需适当通下。又凡痢疾初起，有表证者，当先解表；若无表证，而见实热明显者，可及早参以通下，因势利导，泄去其实热积滞之邪则痢疾可获早愈。如果不明此义，唯以大量清热解毒之药，则往往不能取捷效。更有不知者，或妄以止涩之剂企图止其痢泄，不但不能止痢，反而“闭门留寇”，变为逆证坏证。《仁斋直指》谓：“无积不成痢”，认为“痢出于积滞，积，物积也；滞，气滞也。”《丹溪心法》指出，痢疾初起宜用通利，谓“痢疾初得一二日间，以利为法，切不可便用止涩之剂。若实者，调胃承气、大小承气亦可用。有热先退热，亦不可便用参术。”《病机汇论》说得更加明白：“凡痢疾初起，形气尚强，胀实坚痛者，可速去其积，积去则痢自止，此通因通用，胀随痢减之法也。”清代名医喻嘉言治一痢疾重证，“朱某，夏月患痢疾，昼夜达百次，不能起床，以粗纸铺于褥上，频频易置，但饮水而不进食，肛门如火烙，扬手掷足，躁扰无奈，脉弦劲紧急，于是以大黄四两，黄连、甘草各二两，频煎随服而愈。”其取效之关键亦在于通下。

再看王氏连朴饮，亦非治痢专方。该方苦辛通降，清热化湿，方中主要用黄连苦寒清热，夏朴、半夏利气燥湿，和胃降逆，温病学家用之治疗湿热阻滞肠胃出现发热、脘痞、腹胀、呕逆、便溏的湿温病证。本案方取黄连、厚朴，唯在借其清热化湿之功用。本应用原方中之半夏降逆止呕，但虑其性偏温燥，故以竹茹代之。盖痢疾一病，虽然有虚有实，但临床所见尤多湿热实证，暑月患痢更是如此。大凡下痢赤白而见腹胀脘痞，舌苔黄腻者，是为湿热明征，治当清化湿热，一般用《保命集》中的芍药汤，而王氏连朴饮亦可配合使用。

噤口痢属痢疾中的危重证候，在此我想略谈其辨治大法：

噤口痢在痢疾初起时很少遇见，每因患痢之后迁延失治，或为医者过用香燥渗利之剂，伤伐肠胃，枯竭津液所致。其主要症状为下痢而见呕逆、舌干咽涩、食不得下。

古人认为此证的病机复杂，如李中梓《医宗必读》云："噤口乃食不得入，到口即吐。有邪在上膈，火气冲逆者；有胃虚呕逆者；有阳气不足，宿食未消者；有肝气呕逆者；有水饮停聚者；有积秽在下，恶气熏蒸者。"然临床所见，一般不外两种情况：

一以胃中热甚为主，由于胃中火热上逆，则见呕吐不食，并可兼见发热、烦渴、口苦、舌红、苔黄、脉数有力等症，《内经》所谓"诸逆冲上，皆属于火"。治之之法，急当清泄胃热。朱丹溪主张用人参、黄连、生姜片，浓煎频呷；唐容川主张用三黄酒（大黄、黄连、黄芩、水酒同煎）止呕，二方可资选用。若呕逆不食而见明显腹胀者，则需选用小承气汤。

二以胃伤津枯为主，由于热灼胃肠，以致津液干枯，舌干咽涩，食不得下，可兼见口燥咽干、干呕气逆、舌红少津等症。唐容川认为"此症胃津灼枯，是以噤口不食。……此时沃焦杀焚，若迟不及，则腐肠烂胃而死。治宜救胃煎（生地、白芍、黄连、黄芩、玉竹、花粉、杏仁、桔梗、石膏、麦冬、枳壳、厚朴、甘草）或开噤汤（人参、麦冬、天冬、石膏、栀子、黄连、黄芩、黄柏、生地、白芍、当归、射干、杏仁、槟榔、枳壳、花粉、甘草、白头翁）大生津液以救肠胃。”临床用之，确有效果。

又：痢疾一证，早在《黄帝内经》就分赤白两种。《素问·至真要大论》云：“少阴之胜，腹满痛，溏泄，传为赤沃。”《素问·通评虚实论》云：“肠澼下白沫。”隋·巢氏《诸病源候论》有“赤白痢”、“白痢”、“脓血痢”、“赤痢”等名称。名目虽多，但究其病因病机，凡初痢暴起，总不离乎湿热疫毒；久痢续作，每属虚寒。

凡痢疾，病起急暴，下痢多赤，中医称为“疫毒赤痢”。下痢腹胀，呕逆不食，状如“噤口”，属于危候。《医学三字经》云：“若噤口，津液伤，不速治，腐胃肠。”此时邪实正虚，治在两难。根据《素问·标本病传论》“谨察间甚，以意调之，间者并行，甚者独行”的原则，抓住湿热胶结肠中这个证候重点，先涤邪而后扶正，则使邪去而正安。

虚实交错分轻重，方证对应有妙用

梁某，女，64岁，长沙市退休教师。1987年冬就诊：患者诉两个月前患头晕，兼呕吐、下肢浮肿，经某医院诊断为美尼尔氏综合征及肾病水肿，住院治疗月余，取效不显。患病两个月来卧床不起，现头晕愈益加重，不能站立行走，若勉强坐立则觉天旋地转，头晕眼黑而昏昏欲倒；且时时呕逆，不欲进食，进食则呕，呕甚则多出稀白痰涎。视患者消瘦，面色淡白无华，两足浮肿较甚，气短乏力，声低息短。询及腰腿部酸痛，腹中微胀，食量甚少，大便溏而不爽，小便少而色清。舌淡苔薄白腻，脉象沉细。

患者症状表现固然复杂，然其主症则为三个：头晕、呕吐、浮肿。

头晕、眼花，甚者如坐舟车，自觉天旋地转，以致目不能开，身不能动者，为眩晕病。《灵枢·口问》所谓“耳为之苦鸣，头为之苦倾，目为之眩。”

呕吐在眩晕病中乃常见症状之一。凡眩晕之甚者，多伴呕吐；而眩晕兼呕吐者，又多属痰饮之证。《金匮要略》曾指出：“心下有支饮，其人苦眩冒。”“呕吐，心下痞，膈间有水，眩悸。”《古今医统》说：“头目眩晕，眼前黑暗，如坐舟车，兀兀欲吐者，痰也。”凡眩晕病出现呕吐痰涎，胸膈痞闷，苔白滑腻，则是痰饮眩晕证的表现特点。《症因脉治》说：“痰饮眩晕之症，胸前满闷，恶心呕吐，膈下辘辘水声，眩悸不止，头额作痛，此痰饮眩晕之症也。”

浮肿，《金匮要略》称为“水气”，后世称“水肿”。《素问·平人气象论》曾指出：“面肿曰风，足胫肿曰水。”《金匮要略》并指出：“腰以下肿，当利小便。”可见下肢浮肿当属水气为患。

今此患者眩晕与呕吐、浮肿并见，所以首先要考虑为痰饮水湿之眩晕。

再观患者形瘦、不食、腹胀、便溏、气短、乏力、舌淡、脉细，是为一派脾虚特点。

脾虚而中阳不振，则运化失职，于是痰饮内生，为呕为肿。

脾虚而清阳不升，则生化乏源，于是气血亏虚，发为眩晕。《证治汇补·眩晕》说：“脾为中州……若劳役过度，汗多亡阳，元气下陷，清阳不升者，此眩晕出于中气不足也。”

由此可知，本病患的病机在于脾虚与痰饮，故断其为脾虚痰饮之眩晕病证。

拟健脾温中、祛痰化饮之法，用六君子汤（提示：六君子汤在大学《方剂学》教材归为“补益剂”之“补气”附方，主治脾胃气虚兼痰湿证）加干姜、天麻、白蔻仁。

处方：党参15g，土炒白术12g，茯苓30g，陈皮10g，法半夏10g，干姜8g，白蔻仁8g，天麻10g，炙甘草6g。嘱服5剂，日进1剂。

次诊：服药后呕吐明显减轻，能进粥食。眩晕亦觉轻缓，能下床起坐。但感头重心悸、四肢乏力，两足仍然浮肿，舌脉如前。

乃依原法原方，再加茯苓皮15g，大腹皮10g，继进5剂。

三诊：眩晕大减，呕吐已止，能站立起坐，并能让人扶着在室内行走，且每餐能食一两米饭，大便不溏，两足浮肿亦明显消减。现感头重、心悸、两足沉重无力。舌淡苔薄白，脉细。

再依原法改拟归芍六君子汤加味：党参20g，土炒白术12g，茯苓20g，陈皮10g，法半夏10g，当归10g，白芍10g，天麻10g，干姜4g，茯苓皮10g，大腹皮10g，甘草6g。

四诊：眩晕已平，已能独立行走，饮食增进，心悸气短减轻，两足浮肿基本消退。但觉两腿乏力，腰膝酸重。舌淡，脉细。

仍主健脾益气化痰之法，略加益肾之品，拟归芍六君子汤加天麻、杜仲、淮牛膝。又服10剂，诸症悉平，其病痊愈。追访至今，未见复发。

脾虚痰饮眩晕证是一个本虚标实证，脾虚是本，痰饮为标。由于脾虚失运而聚饮生痰，故其治法当以补脾气为本，蠲痰饮为标。

本病治取"六君子汤加天麻、干姜"的选方用药原则：

用六君子汤正是取其补脾祛痰之功用。《慎斋遗书·头晕》说过："中气虚则脾不运化，以致生痰上逆而头晕者，用四君子汤加半夏、天麻。"《医学心悟·眩晕》又说过："有气虚夹痰者，书曰：清阳不升，浊阴不降，则上重下轻也，六君子汤主之。"

天麻为息风治眩之要药，今患者眩晕不能坐立，甚则昏昏欲倒，必以息风定眩之天麻，方可抑其风眩之势。李东垣说："眼黑头眩，虚风内作，非天麻不能除也。"

干姜为温运中阳之药，今患者呕吐稀涎，痰饮为患，而饮为阴邪，"病痰饮者，当以温药和之。"故用温中振阳之干姜，以使制其阴霾之盛。

此外，方中加用白蔻仁，乃取其芳香化浊止呕之力。

次诊时，方中又加茯苓皮、大腹皮，意在渗水湿以消足肿。

俟呕止肿平之后，再用归芍六君子汤(即六君子汤加当归、白芍)，以此方具有补脾益气、养血敛肝、祛痰化浊之功效，是治疗脾虚痰浊、气血亏虚之眩晕病证的有效方剂，故用之以善其后。

关于眩晕病的病机：

历代医家对眩晕病的辨证分类颇为复杂，就临床常见眩晕为病，主要在于因风、因痰、因虚等三个方面。

第一，因风之眩晕，又分外风、内风两种。

外风，即外感风邪所致之眩晕，此证每于感冒之后发作，具有眩晕、头痛、恶风等症。

《症因脉治·外感眩晕》说：“头痛额痛，骨节烦痛，身热多汗，上气喘逆，躁扰时眩，此风邪眩晕之证也。”治宜解表祛风，可选菊花茶调散加减。

内风，即肝风上亢所致之眩晕，《内经》云：“诸风掉眩，皆属于肝”。《严氏济生方》又云：“肝风上攻，必致眩晕。”此证每于情志刺激则发作益甚，具有眩晕、耳鸣、头胀且痛以及心烦、少寐、面色潮红、四肢麻木等症。治宜平肝息风，可选天麻钩藤饮加减。

第二，因痰之眩晕，亦有痰湿、痰火两种。《丹溪心法》云：“无痰则不作眩……又有湿痰者，有火痰者。”

痰湿眩晕，症见眩晕、胸闷、呕吐、口淡，舌苔白滑腻。治宜祛痰化湿，可选半夏白术天麻汤。

痰火眩晕，症见眩晕、胸闷、呕吐、口苦、舌苔黄滑腻。治宜祛痰泻火，可选黄连温胆汤加天麻、钩藤之类。

第三，因虚之眩晕，此证起病缓慢，持续发作，每多见于老人、虚人，或大病久病之后并发眩晕。

对于虚证眩晕，古人认为有气虚、血虚、阳虚、阴虚、心虚、脾虚、肾虚、肝虚诸类。然临床所常见者，主要为脾虚和肾虚两种。

脾虚眩晕主要在于生化乏源，气血不足。《证治汇补·眩晕》说："脾为中州，升腾心肺之阳，提防肝肾之阴。若劳役过度，汗多亡阳，元气下陷，清阳不升者，此眩晕出于中气不足也。"表现为眩晕、欲呕、食少、神倦、面色㿠白，舌淡苔白，脉细或虚。治宜补脾益气养血，可选归芍六君子汤。

肾虚眩晕主要在于肾精亏损，以肾主藏精生髓，肾虚精亏则"髓海不足，脑转耳鸣，胫酸眩冒，目无所见。"故症见眩晕、耳鸣、精神萎靡、腰膝酸软，甚则遗精、盗汗。治宜补肾填精，可选左归饮、杞菊地黄丸或龟鹿二仙胶之类。

上述因风、因痰、因虚三个方面，概而论之，不外虚实两端。虚者，脾虚、肾虚为病之本；实者，风邪、痰浊为病之标。而临床所见则纯虚纯实者少，虚实夹杂、本虚标实证者多。辨治大法，当审其症状特点，视其标本缓急，补虚泻实，标本兼施之。本文所举验案即是标本兼施的实例。

提示：

病机	痰饮水湿（标）；脾虚（本）
病症	眩晕；呕吐；浮肿……
方证	六君子汤加干姜、天麻、白蔻仁

附录　熊继柏教授查房带教“现场实录”四则

病例一：附骨疽（慢性骨髓炎）

【病情介绍】

一般情况：薛某，男，49岁，香港人。入院时间：2006年12月15日。

病史概述：因“左足皮肤反复破溃渗液4年余”入院。患者2002年9月在蒙古旅游时由于天气干燥致左足外下方皮肤裂开并感染，于当地医院治疗1周后症状无缓解，遂回香港诊治。X片提示左足第四趾骨感染，行左足第四趾切除术，切口愈合，但足外侧有一窦口未愈，有少量渗液，一直在门诊换药治疗。2005年12月在外院行双下肢血管造影示：双腿血流缓慢，跖部动脉血管迂曲、扩张，左侧跖部可见异常血管团；左侧股动脉中段狭窄，狭窄约30%，考虑闭塞性动脉硬化所致可能性大。予以活血化瘀、紫外线照射等治疗后症状好转。今年4月在苏州出差时出现左足底肿痛，外院考虑左足底化脓性感染，予以切开排脓后症状消失，窦口闭合，伤口愈合出院。今年7月份左足外侧皮肤再次破溃渗液，外院就诊考虑左足骨髓炎，经两次清创及中药内服外敷后症状无缓解，为进一步治疗入我院。入院症见：病人双足畸形，行走不便，跛行，左足底皮肤破溃渗液，无明显疼痛，无发热，无恶心呕吐，精神好，饮食可，二便无异常。

体格检查： T：36.4℃，P：88次/分，R：20次/分，BP：150/84mmHg。左足底溃疡，有气味，双足畸形，皮肤色素沉着。双足第四趾缺如，左足稍有肿胀。左前足底外侧可见一5cm×4cm伤口，深达筋膜，边缘不整，大范围炎性浸润组织，皮肤粗糙，伤口内组织色泽灰暗不新鲜、无活性，切口一窦道约3cm，深达趾骨，伤口少量渗出，无疼痛感。舌暗红，苔薄白，脉细弱。

入院诊断： 中医诊断：脱疽（脉络瘀阻）

西医诊断：左足慢性骨髓炎

双足畸形

诊疗经过： 入院后行血分析、尿分析、大便检查均正常，血糖、尿酸等血生化检查正常，风湿四项全部正常。治疗上予通络益气活血。目前伤口仍未闭，有渗液，左脚局部稍肿胀，肤色较暗。

【查房实录】

熊教授：别的地方也溃烂过吗？

医　生：其他地方现在没有。

熊教授：始终就在这一个地方？

医　生：始终就在这一个地方，从一开始就在这个地方。

熊教授：他脚趾变形是原来就有的吧？

医　生：对，以前就有。

熊教授：这里是不是原来动刀的地方？

医　生：这个地方1997年的时候也有感染，第四趾是切掉的。

熊教授：那就是说原来这个地方也患过这个毛病，现在就这个地方反反复复烂了4年，4年以前另一只脚也发生过是吧？

医　生：是的，那一边1997年以后就没有再发。

熊教授：那他双脚的溃烂病史实际不止4年了，是不是啊？1997年这只脚溃烂过，4年前这只脚又开始了，对不对？

医　生：是的。

熊教授：我讲话你听得懂吗？

患　者：4年前这只脚疼，很短时间就好了。

熊教授：你自己有什么感觉？疼不疼？

患　者：不大疼。

熊教授：烧不烧？

患　者：不大烧。

熊教授：麻不麻？

患　者：不会麻。

医　生：熊教授，现在打开伤口吗？

熊教授：好的，我看看流的是什么东西，是血还是脓。

医　生：流的水，是稀水。

熊教授：你不感觉怎么疼，是吧？

患　者：不疼。

熊教授：不疼，哦。好，我看清楚了。

医　生：现在我们每天用中药给他内服和泡脚，脚的温度比以前暖和一点。

患　者：以前伤口外面都是死皮，现在死皮都脱掉了，晚上睡觉也感觉到温暖多了。

熊教授：我看你精神挺好的，只是双脚有问题，而且只是左脚有问题，那只脚现在没问题吧？

患　者：没问题。就是这伤口不愈合，愈合以后又发作。以前我是抽烟的，现在戒掉了。

熊教授：全身会不会出现有时候发热、有时候怕冷的感觉？

患　者：没有。

熊教授：不太疼，也没有发热、发冷的感觉吗？

患　者：没有。有感染的时候有一点。

熊教授：感染的时候发热吗？

患　者：有发热的。反反复复4年了，不能彻底好，好一段时间，坏一段时间。

熊教授：喝酒吗？

患　者：现在没喝，以前喝。

熊教授：我看看脉，躺着，睡下。[脉细而略数(六至)，重按有力]那么壮实的，当老板是吧？

患　者：不是，帮人家打工的。

熊教授：我看看舌头。(舌苔薄黄，而且还比较干，没有多少津液)口干吗？

患　者：口干。

熊教授：小便黄吗？

患　者：喝水多了就不黄，不喝水就黄。

熊教授：口里觉得干？口里不苦吧？

患　者：干，早上起来好干。有时候苦，有时候不苦。

熊教授：我再看舌头，翘起来我看看。好，帮你想想办法。

患　者：谢谢。

【四诊提炼】

（注：为了方便读者独立进行辨证和处方，以便与带教名师进行对比、学习，特将带教名师的四诊结果从辨证分析中单列出来，诊断部分内容有所重复、紊乱，是为了保留临床诊断时的原生态，便于读者“重复”带教老师的诊断现场，下同。）

脉细而略数（六至），重按有力；舌苔薄黄，而且还比较干，没有多少津液。

病人双足溃烂，4年以来反复发作。4年以前已经溃烂了一只脚，4年以后又溃烂一只脚，反复发作的溃烂，流淡红水，双足都发黑，紫黑，溃疡的部位始终围绕着足趾，不论是外侧也好，内侧也好，拇指也好，其他脚趾也好，始终是围绕着足趾。

患处不太疼，患者没有感觉发热、发冷，患者口干，而且偶尔还苦。

【名师带教】

熊继柏： 这个病人的印象是这样，双足溃烂，4年以前已经溃烂了一只脚，4年以后又溃烂一只脚，这说明病史还是挺长的。估计这四年以来没有停止过，反复发作的溃烂，流淡红水，这是一个很明显的症状。经过多次的治疗措施，还得不到解决。从他的形状来看，有两个特点，一个特点是双足都发黑，紫黑，按照中医的分析，无疑是瘀血，脉络瘀阻，这个结论是肯定不变的，因为局部颜色紫黑，肯定是脉络瘀阻；第二个，他发的部位，溃疡的部位始终围绕着足趾，不论是外侧也好，内侧也好，拇指也好，其他脚趾也好，始终是围绕着足趾，所以你们原来诊断下的“脱疽”，可以说是完全准确的，这是他发病的两个特点。

他最主要的、最突出的一点是四年以来反复发作，这就是他的关键所在，为什么反复发作呢？因为病变是在深部，不在浅表，因为局部的脉络瘀阻，他的血液循环不畅通，深部的溃疡解决不了。

从脉象上看，本来是细脉，这是虚的证候，可是重按还比较有力，并且还一息六至，应该是进入数的征象了，就是细而略数，重按有力。

按照中医的分析不能讲是炎症，应该讲是虚。为什么瘀阻？当然是气虚造成血瘀。因为气虚造成了血液循环不畅通，形成了脉络瘀阻。所以他的病的焦点应该是气虚、血瘀，造成足部局部的脉络瘀阻，是这样形成的脱疽。

按照中医辨证，对于这个病要搞清寒热。虚实已经搞清了，一个气虚，一个血瘀。按常规来说，这通常多为阳虚，应该用阳和汤。可是我刚才发现这个病人有一个特点，就是舌苔薄黄，而且还比较干，没有多少津液，因此我反复问他两次是不是口干，他两次回答都是口干，而且偶尔还苦，且在这个舌的中间还有薄黄苔，因此这个人不是寒证。脉象细而略数、重按有力，这肯定不是一个阳和汤证。

怎么解决这个问题呢？清热解毒，用四妙勇安汤。脱疽的正方是四妙勇安汤，我相信你们已经用过了，这是专门治脱疽的正方，但如果光用四妙勇安汤显然不够，因为不能从根本上解决他气虚和血瘀的问题。那么现在第一要解决气虚和血瘀这个病的根本，第二要解决脱疽这个标。

因此，我出两个方，一个补气去瘀，所以用“黄芪透脓散”。第二个要清热解毒，所以用“四妙勇安汤”。黄芪透脓散也好，四妙勇安汤也好，祛瘀的力度还不够，因此再加两味药：煅乳香和煅没药。这个处方就这样形成。因为他有4年的病史了，前面不算的话现在也已经有4年了，这个时间已经够长的了，所以这个病绝对不是一两剂药可以解决问题的，少则30剂，多则60剂，先开30剂吧。

外洗方呢，就用吴鞠通的三黄二香散加银花甘草汤。

这个病人就这么处理。

【编者按】

有人会问：到底先辨病位还是先辨病性？对于病性，先辨六经？还是先辨八纲？还是先辨气血津液之虚实？还是先辨方证呢？……

其实，正如同一个人走路既要迈左脚，又要迈右脚。是先迈左脚，还是先迈右脚呢？这要看你的习惯，不必强求。中医诊病的时候也是如此，先辨病位还是先辨病性都可以，但是一定最终把病位和病性都辨出来。对于各种病性也不拘先后，先辨什么都可以，但也要分别辨出来，如果病案中存在这种病性的话。

以上案为例，熊老的辨证进行简要归纳如下：

双足溃烂，4年反复发作，双足都发黑，紫黑，病性是“血瘀”。

溃疡的部位始终围绕着足趾，病位是“足部之经络”。而且肯定是在深部，不在浅表。

脉细而略数，重按有力，这种脉象为虚实交错之象，脉细为“虚”，脉重按有力为“实”。

脉数，舌苔薄黄，而且还比较干，没有多少津液，口干，而且偶尔还苦，病性为“热”。

综合而言，病机为虚实交错、血瘀、热。“热毒为标，虚与血瘀为本”。

4年来反复发作，为气虚不能托毒外出，同时气虚则血瘀，造成血行不畅。

虚——黄芪透脓散

实——血瘀：煅乳香和煅没药；热(毒)：四妙勇安汤

临床上常见的病机，无非虚实、寒热、气津血等“八纲”为主，尽可以在脑海中对这些主要病机做“闪电式排查”。初上临床者，甚至可以有意识地“逐个分析八纲，不可漏过一个”。这是“辨病机”的方便法门，虽然看似笨拙，实际上无论哪个临床家，在看病过程中，都会在脑海中风驰电掣地对主要病机进行“闪电式排查”。只不过很多人因为运用熟练而不觉察而已，就像我们已经习惯了走路，就会无需刻意设计走路时如何迈腿、多大幅度、多快速度等细节，一切都已进入“下意识”的自由状态。

【名师带教】

问：您给我们讲辨病位、病性，但很多疑难病“小三阳”没症状，病位在肝，不会辨病性，您会怎么治疗呢？

答：这是一个临床的同志，为什么我这么说呢？因为这是一个临床的实际问题。很多的乙肝，“小三阳”也好，“大三阳”也好，就是没有症状。没症状我开不出处方，总要问出一个症状来，至少有没有容易疲倦，总要考虑它是在肝、还是在脾，甚至有没有影响到肾，或者有湿、或者有热，总要找出一个特点来的。没有特点是无法治疗的，中医治病必须把特点抓住。但是乙肝毕竟是肝病。我们辨证的范围，第一是肝，第二是脾。除此之外，第一是湿，第二是热，这是最重要的，也就是病位和性质的确定。我们辨什么病都要有一个基本的范围。你如果心中没数，那你就真的跑到太平洋去了，东南西北你都搞不明白，那是无处辨证的。所以我前面讲看病一定要有扎实的理论功底。就是说我们对于一些常见病要心中有数。感冒有几种，头痛有几种，咳嗽有几种，气喘有几种，胃痛有几种，腰痛有几种……这个东西我们要了如指掌，不仅是它的主症，而且还有它的主方，超出了常见的规律之外，我们再想思路就明确了。你如果连基本的东西都不清楚，那你怎么辨证？感冒中医辨证风寒、风热、夹湿、夹燥、夹暑、气虚、阳虚……你没掌握，你说感冒病人来了你怎么治？只能给他开速效伤风胶囊、白加黑？搞得稀里糊涂治不好病。我们对中医内科要了如指掌，头痛有外感，有内伤，外感头痛有风寒、风热、风湿三种，你怎么辨证呢？它的主证是什么？它的主方是什么你清楚吗？内伤的有肝阳头痛、痰饮头痛、瘀血头痛、偏头痛，还有气虚头痛，还有血虚头痛，你要清楚。你这个弄不清楚怎么治头痛？那你就一律给去痛片，那你脑子里面不要装东西了！那不行的。

问：今年咳嗽的人特别多，而且都是以干咳为主，时间很长很难治，请问怎么治疗？

答：咳嗽有外感咳嗽，有内伤咳嗽。外感咳嗽有风寒的、有风热的、有属于燥邪的，内伤的我就不讲了。今年的咳嗽因为流感引起的占90%，尤其是小孩发烧以后接着就咳嗽。我们治病要注意一个重要的理论。什么理论呢？就是《内经》里面讲的“皮毛者，肺之合也，皮毛先受邪气，邪气以从其合也。其寒饮食入胃，从肺脉上至于肺则肺寒，肺寒则外内合邪，因而客之，则为肺咳。”我就把这里的“内外合邪”跟大家解释一下。外就是外邪，外邪伤皮毛，而我们皮毛是肺所主，因此外感邪气马上就是壅塞肺气，造成肺失宣肃，必然发生咳嗽。所以感冒发热、恶寒紧接着就是咳嗽，这是毫无疑问的，这是外邪伤于肺。又寒冷的饮食入胃，然后上乘于肺，为什么寒冷的饮食入胃可以上乘于肺呢？因为肺经的经脉是“起于中焦，下络大肠，还循胃口，上膈属肺”，这是《黄帝内经》的原文啊。那我们的胃部受了寒冷的饮食之后，寒冷之气就可以随着这个经脉上升到肺，这就是内邪，内外合邪，在《内经》里面说的是外寒和内饮，《难经》里面也说“形寒饮冷则伤肺”，这不是一个意思吗？都在提醒我们咳嗽的主要病机是外寒和内饮，那么由此我们联系《伤寒杂病论》张仲景的小青龙汤，小青龙汤是治疗咳嗽的第一方。因为张仲景是读了《内经》的，而且读得比我们好，张仲景不是讲“撰用《素问》、《九卷》”吗？他是深刻理解了《内经》的含义，而且把《内经》的原文贯穿到了实践中去，这个小青龙汤不就是治疗外寒内饮吗？咳嗽大多是外寒引起，当然要排除内伤啊。那我们治疗外感咳嗽的第一个方法应该是什么？肺主宣发就是怕郁遏，那我们一见咳嗽就搞30g石膏给你消炎行不行？给你搞黄连、黄芩、黄柏三黄解毒，还给你搞一些所谓的金银花、蒲公英、白花蛇舌草、板蓝根，怎么治得好？不仅治不好还只能帮倒忙。如果你去买成药，所有止咳的成药都有分量不等的凉药，这些凉药首先就把外邪关在了里面，闭遏了肺气，我们称之为闭门留寇，本来外感咳嗽一星期应该好，结果搞了半个月，本来半个月好的搞了一个月，本来一个月好的搞了三个月。我们必须要注意，外感咳嗽首先要宣肺气，是风寒的宣风寒，是风热的透风热，是风燥的祛风润燥，我就不讲具体汤方了。

【熊师心语】

中医辨证很复杂，脏腑辨证、经脉辨证、气血津液辨证，还有伤寒六经辨证，还有卫气营血辨证，还有三焦辨证，其实归根结底就是一个东西：八纲辨证。虽然从各个不同的角度来阐述，无论是外感的，还是杂病，但是归根结底就是一个八纲辨证。

我们年轻的医生去看病，学起来好像很零乱，但要融会贯通的，有个基本点就是八纲辨证。八纲中阴阳是戴帽子的，只是分类而已，基本的落脚点还是在表里寒热虚实。

简单一点讲，临床的病证特别复杂，我们一定要养成这个辨证习惯。当然在病房就有这个时间去考虑，在门诊上你还不可能拿出很多的时间去考虑。一个上午要看六七十个病人，哪有更多的时间呢？我有个死办法，就两条标准：

第一是辨性质，就是疾病的性质，也就是病邪性质。比如肿瘤病，是寒，是热，是痰，是瘀……这是要搞清楚的。

第二是辨部位，就是疾病的病变部位。我们讲的部位不是解剖部位，不像西医学讲的微观，因为我们不是微观的学说，不是要动刀子，我们讲的是整体部位。中医的整体部位是以脏腑经络为部位，是以表里上下为主要的病位。那么就应该弄清是哪个脏腑系统，是哪个经络系统，是表还是里，是上还是下，大概的部位啊！

我们首先要搞清这两点。第一性质，第二部位。年轻人当医生，你不妨学学我这方法，这是最简便的方法，也是辨证的要领，只有把大的方向辨清楚了，才不会产生错误。

我经常说：我们中医本来就够复杂的了，现在还有不少的中医，甚至于号称中医学家的人，把中医人为地复杂化。很容易让后人一看到就怕它，一看到就往后退缩，进一步退三步，还怎么学中医啊?!

【编者按】

以“八纲辨证”(含气血津液辨证)统摄“六经辨证、脏腑经络辨证、卫气营血辨证、三焦辨证”，能够化繁为简，直指病机。正如近人祝味菊在《伤寒质难》中所说，“所谓‘八纲’者，阴、阳、表、里、寒、热、虚、实是也，古昔医工观察各种疾病之证候，就其性能之不同，归纳于八种纲要，执简驭繁，以应无穷之变。”

率先以“八纲辨证”应用伤寒杂病论的医家，乃为宋代名医许叔微，他提出：“伤寒治法，先要明表里虚实，能明此四字，则仲景三百九十七法可坐而定也。”(按：许叔微此处以“表里”泛指病位，以“虚实”泛指病性。熊曼琪主编《伤寒学》大学教材指出：许叔微系统总结了阴阳、表里、寒热、虚实的辨证规律，创建后世八纲辨证之雏形)。明代名医张景岳对八纲作了进一步论述：“阴阳既明，则表与里对，虚与实对，寒与热对。明此六变，明此阴阳，则天下之病，固不能出此八者。”

“病性、病位”的元素组合，基本涵盖了各类辨证方法：八纲辨证(阴阳、表里、寒热、虚实，其中亦包含了气血津液辨证）、脏腑经络辨证，及六经辨证、卫气营血辨证、三焦辨证等主要辨证体系。

有人或许会提出疑问：八纲辨证虽佳，然而似乎遗漏了气血津液辨证、脏腑经络辨证。其实，“虚实”的基础为气血津液：“虚”分气虚、津虚、血虚；“实”分气实（即惯称之气滞）、津实（即惯称之湿、水、饮、痰、食积）、血实（即惯称之血瘀）。虚实已经把气血津液辨证包含其中，正如明代医家张三锡在《医学六要》中所说，“古人治病大法有八，曰阴、曰阳、曰表、曰里、曰寒、曰热、曰虚、曰实，而气、血、痰、火尽赅于中。”而“表里”则除了特指病位之“表、里、半表半里”之外，亦常泛指病位之“上、中、下”（上含心肺、中含肝脾、下含肾，五脏六腑尽在其中）。值得注意的是，脏腑经络还不能涵盖全部病位，病位还包括头面、肢体（肌肤、筋骨）等除“脏腑经络”之外的“全身各处”。临床上当然要以脏腑经络为病位，但仅仅以脏腑经络作为病位，则失其全矣！

无论是古代名医许叔微、张景岳，还是现代名医胡希恕、当代名医熊继柏所提的“八纲”，皆是泛指病性和病位，不仅特指“阴阳、表里、寒热、虚实”，而且亦泛指“病性之气血津液、病位之脏腑经络”。

为方便读者更清晰地把握各类辨证方法（六经辨证、脏腑经络辨证、卫气营血辨证、三焦辨证）的病机，特将主要辨证论治的病机列表如下。

表 1　　　　　　　病机

<table>
<tr><td rowspan="4">虚</td><td>虚热/阴虚偏热</td><td>热</td><td>实热/阳盛/阳亢</td><td rowspan="4">实</td></tr>
<tr><td>虚寒/阳虚</td><td>寒</td><td>实寒/阴盛</td></tr>
<tr><td>气虚
可再细分“平、热、寒”</td><td>气(气分)</td><td>气滞
可再细分“平、热、寒”</td></tr>
<tr><td>津虚/阴虚偏燥
可再细分“平、热、寒”</td><td>津(营分)</td><td>津实（即湿水饮痰、食积)
可再细分“平、热、寒”</td></tr>
<tr><td></td><td>血虚
可再细分“平、热、寒”</td><td>血(血分)</td><td>血瘀
可再细分“平、热、寒”</td><td></td></tr>
</table>

<table>
<tr><td>表/风(卫分)</td><td>上(上焦)</td><td>脏腑</td></tr>
<tr><td>里</td><td>下(下焦)</td><td>经络</td></tr>
<tr><td>半</td><td>中(中焦)</td><td>全身各处</td></tr>
</table>

病例二：脑瘤（脑多形性胶质母细胞瘤术后)

【病情简介】

一般情况： 陈某，女，40岁，广东深圳人，入院时间：2006 年12月5日。

病史概述： 因“脑胶质瘤术后2年，复发2月”入院。患者2004年9月无明显诱因下出现头晕，未予重视，至当年11 月头晕头痛加重，于外院查头颅CT示：头左额叶占位性病变，考虑脑胶质瘤可能性大。11月26日行脑胶质瘤切除术，术后病理检查示星形细胞瘤。术后予替莫唑胺化疗5个疗程后，2005年6月予γ刀治疗，术后病情较稳定。至今年9月份，患者又出现头晕，右上肢乏力，复查头颅CT示脑胶质瘤复发，遂于10月23日行左额顶复发胶质瘤切除术，术程顺利，术后病理检查示多形性胶质母细胞瘤。术后查MRI示：左侧额顶叶胶质瘤术后残留，予替莫唑胺化疗，症状改善后出院。至12月2日，患者头晕、四肢乏力等症状加重，并出现抽搐，为求中医治疗入院。入院症见：身倦神疲，少气懒言，头晕，头痛，恶心呕吐，无咳嗽，偶有喉中痰鸣，右侧肢体乏力，行动不利，纳眠差，二便失禁。

体格检查： T：36.4℃，P：88次/分，R：22次/分，BP：140/90mmHg。神志淡漠，精神差，体态偏瘦，轮椅推入院，查体不合作，对答不流利。浅表淋巴结未触及肿大，头颅无畸形，眼球活动正常，左侧瞳孔较右侧瞳孔大，左侧瞳孔对光反射迟钝，右侧瞳孔对光发射存在。双肺呼吸音粗，双下肺偶闻及湿啰音。腹部凹陷，全腹无压痛及反跳痛。右侧肢体的肌力1级，左侧肢体肌力3级，肌张力正常。双下肢腱反射消失，右侧巴氏征可疑阳性。舌黯红，苔白腻，脉弦数。

入院诊断： 中医诊断：脑瘤（脾虚痰瘀证）

西医诊断：脑多形性胶质母细胞瘤术后

诊疗经过： 入院后复查头颅MRI示：左侧额叶占位性病变（5.3cm × 3.7cm × 4.6cm），考虑脑胶质瘤术后复发（Ⅲ～Ⅳ级）。治疗上中药以健脾化痰、祛瘀通络为法，配合鸦胆子油静滴及猪苓多糖口服，西医以脱水、利尿、止痛为主，用了甘露醇、地塞米松、布美他尼。经过处理，患者头痛有好转，精神也稍微好转，但仍然有反复的呕吐，胃口比较差，现基本不能进食，需要静滴氨基酸和脂肪乳来支持治疗。

【查房实录】

医　生：这个病人是脑胶质瘤术后，因为很多西医的化疗药不能通过血脑屏障，而且脑胶质瘤很难切除干净，同时她又是母细胞瘤，恶性程度非常高，所以现在西医方面没有什么很好的办法。现在病人主要问题就是恶心、呕吐，原来有抽搐，现在基本上控制了，她还有个特点，本来像这种天气很冷，但她不盖被子也不觉得冷，这可能跟使用了激素有关。

熊教授：能讲话吗？

患　者：还可以。

熊教授：哪儿不舒服？

患　者：没有什么不舒服的。

熊教授：没有什么不舒服？嘴里有没有苦味？呕什么东西？

患　者：吃什么就呕什么。呕的味道是酸味。

熊教授：哦，吃什么呕什么，呕出来的痰多不多？白沫多不多？清水多不多？

患　者：有。

熊教授：胃里面有不舒服的感觉吗？

患　者：有。

熊教授：大便怎么样？

患　者：大便少，好多天，十几天没有大便了。

熊教授：大便比较干是吗？

患　者：嗯。

熊教授：头上发热吗？

患　者：有。

熊教授：手麻不麻？

患　者：一边手脚都没有力。

熊教授：哪边？

患　者：右边。

熊教授：这边手脚麻木，能动吗？

患　者：不能动。

熊教授：右侧手足麻木，不能动。耳鸣吗？耳朵里面叫不叫？

患　者：不叫。

熊教授：脚冷不冷？

患　者：不冷。

熊教授：头疼是天天都疼吗？还是有时候疼？

患　者：有时候疼。

熊教授：眼睛看东西看得清吗？

患　者：眼睛看东西看得清。

熊教授：会把一个东西看成两个吗？

患　者：没有。

熊教授：眼睛胀不胀呢？

患　者：不胀。

熊教授：耳鸣不明显啊？我讲话你都听得很清楚的，是不是？

患　者：是。

熊教授：伸舌头我看看（察舌）。（舌象是舌质紫，舌

苔黄腻）

好，我看看脉，这个手不能动是吧？动一动看？举举看，手举不动？

患　者：举不动，就只能这样（切脉）。（脉象是滑数）

熊教授：我再看看舌头，伸出来，好。

患　者：谢谢。

【四诊提炼】

病人是脑胶质瘤术后，主要问题就是恶心、呕吐，吃什么呕什么。呕的味道是酸味。

脉滑数。舌质紫，舌苔黄腻。

胃里面有不舒服的感觉，天气很冷不盖被子也不觉得冷。口干口苦不是很明显，大便少，十几天没有大便，便干。

右侧半身不遂。右边手脚没力。右侧手足麻木，不能动。头有时候疼，阵发性的头疼。原来有抽搐，现在基本上控制了。

【名师带教】

熊教授：这个病人脑肿瘤诊断已经是毫无疑问的。中医治病主要是抓主症，她的主症是什么，这是最重要的，然后是兼症，根据她的主症、兼症、舌象、脉象，分辨出病的性质和病的部位，这是中医辨证的基本逻辑。这个病人，主症是呕吐和右侧的手足不遂，半身不遂。我看到你们这个处方开得不错，你们的医生好像都很年轻啊？

林主任（肿瘤科林丽珠主任）：对，我们博士、硕士很多。

熊继柏：这方是他开的吗？

林主任：哈哈，综合的结果。

熊继柏：这方开得不错，二十几岁的人能开出这样的方来是不容易的，可见你这个队伍素质很高啊，看来真的是强将手下没弱兵啊。

这个病人舌象是舌质紫，舌苔黄腻，脉象是滑数。

舌紫说明有“瘀”，苔腻说明有“痰”，舌苔黄，脉象滑而数，这就标志着已经有“热”了。按照舌象和脉象，这个肿瘤的性质应该确定为痰热夹瘀，那么这就是痰瘀合阻夹热的肿瘤。

为了进一步证实这个热象，就要问她的口干口苦。这个病人口干口苦不是很明显，但是她有一个明显的症状，就是大便结。另外她呕的味道是酸味，中医辨酸味，既有寒证，也有热证，但是更多的是热证，朱丹溪不是讲胃火上犯就是口中泛酸吗？当然，李东垣也讲过中焦有寒也会泛酸，那是极个别的，肝火犯胃也会泛酸，所以这个酸应该作火看，不要作寒看。

因为她的主症第一是呕吐，第二是右侧半身不遂，半身不遂当然就是经络不通，但是首先要治疗呕吐。因此，就要针对痰瘀合阻，从热化这个角度来考虑处方。

所以，我考虑第一个是大黄温胆汤，“温胆汤”是治呕的，加入大黄就泻火，《金匮要略》“大黄甘草汤”不是也治胃热呕吐吗？实际上就是大黄温胆汤，是温胆汤和大黄、甘草，对不对？严格地讲，就是温胆汤合大黄甘草汤，是治痰热呕吐的。

而半身不遂肯定要通络，她还有麻木，还有头痛，这是风伤脉络，所以我考虑要用四虫饮，而不是纯粹用破血的药。为什么不去破血呢？因为她有阵发性的头痛，还要给她解决头痛、麻木，兼控制抽搐，所以要用“四虫饮”。

所以这个病人的主方就应该是大黄温胆汤加四虫饮。这个病人就这么处理。

处方：陈皮10g，法半夏15g，茯苓15g，枳实10g，竹茹20g，生大黄4g，全蝎6g，蜈蚣1条(去头足)，白僵蚕20g，地龙10g，甘草10g。15剂。

医生甲：熊教授，为什么蜈蚣要去头足呢？

熊教授：去毒，传统用蜈蚣是去头足，我是很传统的。

医生乙：熊教授，请教您一个问题，请问用蝎子都要先煎吗？

熊教授：没必要，不需要先煎。有几类药是要先煎的，比如贝类药：龟板、鳖甲、牡蛎，还有味厚的药物：熟地、肉苁蓉、巴戟天，诸如此类，都是要先煎的。比如麻杏石甘汤的石膏是要先煎的，这是非常要紧的，要退高烧，石膏就要先煎，如果麻黄起了作用，石膏还没起作用就麻烦了，所以必须石膏跟麻黄同时起作用。有些药是特殊的，如银翘散、桑菊饮，如果不告诉病人，他就会一顿乱煮，像煮骨头一样，煮一个小时，那还能起什么作用？病人有时也搞不明白，所以你就必须跟病人交代清楚，怎么样先煎，怎么样久煎，怎么样后下。

吴鞠通讲，香气大出就要喝药，银翘散、桑菊饮就是啊，治上焦如羽的药都要煎得轻、煎得短。但肿瘤用药不存在这个问题，肿瘤药恐怕一般都是属于久煎。

医生甲：熊教授，关于这个病人，我就想辨病方面请您给我们一些指导。

熊教授：脑瘤的引起，一个是经络不通，一个是胃气上逆，痰瘀合阻，是引起胃气上逆才会呕吐，所以用温胆汤。温胆汤美其名曰温胆，其实是化痰降胃气，降逆止呕的。

医生乙：我想请教一下熊教授，这个病人脑水肿比较明显，所以西医方面用了些激素，请问用了激素以后，中医方面怎么样来辨证，辨证属于哪一个方面？

熊教授：就中医对抗激素，我倒是没有什么好方法，也没想过这个问题。我只想到吃了激素以后出现什么问题了，然后再根据症状去分析判断该怎么解决。

医生乙：我们观察很多病人用了激素以后舌象比较红，就考虑激素是不是温肾阳的，那是不是要给他滋肾阴的药呢？

熊教授：这恐怕是一种虚热，激素用了以后出现一些反应，比如潮热、舌红，恐怕是属于虚热，不属于实热。而这个病人，病的焦点就是痰瘀合阻，这是性质；部位一个是胃气上逆，一个是经络不通。所以我就主张用这个方，当时辨证就是这么辨的。

【编者按】

何谓辨证论治，如何在临床上真正地辨证论治？

《伤寒论》中有句经典的名言："观其脉症，知犯何逆，随证治之。"

随证治之，就是辨证论治的互词。

在"观其脉症"之后，"知犯何逆，随证治之"，成为伤寒论学习者乃至所有中医临床者的不二法门。

观熊老的医案，治疗平常的感冒和治疗可怕的肿瘤，并没有什么区别。只要"证"相同(比如，感冒和肿瘤皆为少阳病小柴胡汤证)，那么治疗方法就完全相同（比如都用小柴胡汤治疗)。

在实际临床中，医生多数时候难以晓知现在的疾病"原"犯何逆。但完全可以根据现在的脉症，随"现"证治之。比如，上案中熊老关于"中医对抗激素"，就坦言"我只想到吃了激素以后出现什么问题了，然后再根据症状去分析判断该怎么解决。"

简言之，观其脉症，不一定"知(原)犯何逆"，但必须"随(现)证治之"。

病例三：咳嗽（淋巴瘤干细胞移植术后，肺部感染）

【病情介绍】

一般情况：陈某，女，59岁，广州人，入院时间：2006年12月4日。

病史概述：因"淋巴瘤干细胞移植术后1年余，伴咳嗽2周"入院。患者于2004年8月开始出现左下肢肿胀，伴腹股沟区肿块，当年10月于外院行CT示：左腋窝、双腹股沟、髂外血管旁淋巴结肿大；淋巴结活检示：外周T细胞非霍杰金淋巴瘤。于11月10日接受化疗4个疗程，化疗后肿物缩小出院。2005年5月接受造血干细胞移植术，术后继续进行巩固治疗，病情较稳定。2005年10月1日患者出现咯血及呕血，于外院住院，经止血及输血小板、血浆及浓缩红细胞、抗感染治疗，病情好转后予长春新碱化疗2个疗程，化疗后出现骨髓抑制，予升白治疗后病情好转出院。2周前患者在无明显诱因下出现咳嗽咯痰，未做系统治疗，11月28日查胸片示双下肺感染。现患者咳嗽未见明显好转，为系统治疗入院。入院症见：神清，精神一般，疲乏，少气懒言，面色无华，咳嗽，无痰，下午4时左右发烧，无恶寒，无咽痛咽痒，无胸闷胸痛，无恶心呕吐，纳眠差，二便调。

体格检查： T：36.8℃，P：67次/分，R：20次/分，BP：120/70mmHg。神志清楚，精神一般。贫血貌，全身皮肤、黏膜苍白，浅表淋巴结无肿大。胸廓对称，胸骨无压痛，双肺呼吸音粗，双下肺可闻及散在干湿性啰音。心率70次/分，律齐，瓣膜听诊区未闻及杂音。腹平软，无压痛及反跳痛，未扪及异常包块。舌淡，苔薄白，脉滑弱。

入院诊断： 中医诊断：咳嗽(痰湿壅肺证)

西医诊断：淋巴瘤干细胞移植术后

肺部感染

诊疗经过： 入院后查白细胞：2.54×10^9/L，NEU：1.21×10^9/L，HGB：66.8g/L，PLT：17.6×10^9/L。肝功能轻度异常，白蛋白：30.8g/L。凝血机制无明显异常。肿瘤标记物CA125：71.42U/ml。入院以后患者一直表现为午后发热，甚至接近40℃，血象监测表现为进行性下降，主要是血小板，刚来的时候一万多，10日复查的血小板只有$3.91 \times 10^9/L$。西医治疗主要是抗感染、止咳，以及输红细胞及血小板等对症治疗，中药治疗方面以健脾化痰、解毒散结为法，另予艾易舒静滴，香菇多糖、复方皂矾丸口服。那么目前患者午后发热近两日基本已消退，咳嗽症状也很轻微了，偶尔有点咳嗽，双肺听起来也是清的，还可以听到一点湿啰音，还有右上腹有点压痛，脾大，于左肋下2cm处可以触及。另外就是这几天出现了比较明显的黄疸，入院的时候还不明显，这几天发现黄疸比较明显，但是复查溶血四项、大小便检查，都没有什么明显的问题。

【查房实录】

熊教授：果然是明显的黄疸啊。眼睛往下看（查巩膜）。

医　生：昨天给她急查肝脏、脾脏的B超，就是有肝脾的肿大，没有发现明显的占位。

熊教授：咳嗽还很厉害吗？

患　者：还有点。

熊教授：嘴角这里是怎么回事？这是怎么弄的？

林主任：因为出血，在外院插管的时候碰损的，两个月后都长不回来。

熊教授：现在还咳不咳嗽啊？

患　者：有一点。

熊教授：咳嗽的时候不吐血吧？

患　者：不吐。

熊教授：你现在自己感觉哪儿不舒服？最不舒服是哪儿？

患　者：发烧，发烧就没有力气了。

熊教授：发烧？你自己感觉全身发烧？是手脚心发烧还是全身发烧？

患　者：有时候发烧40℃，就觉得腿很热。

熊教授：肚子胀不胀？

患　者：有时候胀。

熊教授：哪个地方胀？指给我看。

患　者：(指中腹部)。

熊教授：这里闷吗(指胸部)？

患　者：有时候会闷。

熊教授：这里疼不疼啊(指胸部)？

患　者：一按它就痛。

熊教授：这里疼不疼(指中腹)？

患　者：不痛。

熊教授：大小便怎么样？

患　者：大小便正常。

熊教授：小便是黄的吧？

患　者：是的。

熊教授：大便干不干？

患　者：大便不干。

熊教授：脚肿不肿。

林主任：有点肿。

熊教授：轻度，不明显。

林主任：今天好一点。

熊教授：我看看舌头。刚才那个病人是舌紫苔黄腻，而这个病人是舌淡紫，苔灰黑，薄腻。两手脉都是滑数，略弦。

林主任：她可能有一些染苔，刚刚吃了皂矾丸。

熊教授：口里苦吗？

患　者：苦。

熊教授：口里苦。口干吗？

患　者：好干好苦。

熊教授：咳得很厉害吗？

患　者：比进院的时候好一些。

熊教授：发烧呢？

患　者：下午烧得厉害，下午才烧，上午不烧，每天下午2点多开始发烧。

熊教授：胸部有一点疼是吧？

患　者：嗯。

熊教授：大便怎么样？

患　者：大便正常，每天都6点钟大便，很准时的。

熊教授：呼吸困难吧？

患　者：不觉得。

【四诊提炼】

淋巴瘤干细胞移植术后1年余，淋巴转移。

脉滑数，两手脉都是滑数。（右手脉滑数很明显，但脉相对比较弱，不是很大）。

舌淡紫，苔灰黑，薄腻（舌色比较淡，是淡紫舌，还有一点点滑，她的苔是个灰黑苔，有点滑，没有浮在上面，所以她的假苔是染不上的，有一点点滑腻的表现）。

明显的黄疸。咳嗽2周，现在还有一点咳嗽。喉咙不痒，没有鼻塞，也没有恶寒。午后身热。胸部压迫就疼。腹部有一点点胀，不过不是很厉害，足浮肿也不很明显。

【名师带教】

熊教授：这个病人肿瘤也是确定的，淋巴瘤，肺感染。她现在有两大主症，第一个主症是黄疸，第二个主症是咳嗽，有一个兼症，就是午后身热。按照中医的这个辨证法则，围绕肿瘤出现什么主症，必须根据这个主症去分析判断，然后解决她的主要病证。她现在有黄疸，那就必然要解决黄疸，不让这个黄疸上升，对不对？她咳嗽也必须要解决，现在咳得很厉害，呼吸急促或者是咳血就会随之而来。午后发热如果一加重的话，热势一高也是个麻烦事，肿瘤病人发高烧也很麻烦。所以这三个都是要考虑的，都是要有针对性地解决的。我还仔细问了一下她胸部是否疼痛，她是压迫就疼。另外腹部也有一点点胀，不过不是很厉害，足浮肿也不很明显。她的舌色比较淡，是淡紫舌，还有一点点滑，舌苔是个灰黑苔，有点滑，没有浮在上面，所以她的假苔是染不上的，有一点点滑腻的表现。

因此这个黄疸，按照中医的讲法，还是要从“湿热”发黄的角度去考虑。当然，《金匮要略》讲发黄者，瘀热也，发黄本身就是湿，还有“瘀”，这就正好符合了《金匮要略》的观念，既有瘀，又有湿。因此，第一件事就是要给她解决这个黄疸。

湿热，又分为“湿热兼里实”（茵陈蒿汤）、湿重于热（茵陈五苓散；茵陈四苓散功专淡渗利水）、热重于湿（栀子柏皮汤）。

所以我当时就想到用茵陈四苓散。这个不能用热药，为什么呢？因为她是滑数的脉，所以我只主张用茵陈四苓散，而不用茵陈五苓散，该方有桂枝对病情不适合；她没有兼里实，所以也不用茵陈蒿汤，虽有热但不重，故不用栀子柏皮汤。只能用茵陈四苓散，是茵陈五苓散去了桂枝，因为是滑数的脉。她右手脉滑数较明显，但脉比较弱，不是很大。

另外她咳嗽，而且午后身热，但现在没有典型的阴虚表现，舌也不红，也不干（患者舌淡紫，苔灰黑，薄腻）；显然这个咳嗽也不是外感，因为喉咙也不痒，没有鼻塞，也没有恶寒。所以不能作阴虚咳嗽治，也不能作外感咳嗽治。我们作为中医来讲不管她是不是炎症，肺有热是肯定的，是痰热壅肺，痰与热壅遏肺气出现的咳嗽。

本来我第一感觉是要用到“小陷胸汤”，但因为她的舌苔并不黄腻，所以我当时就推翻了。

本来我还考虑了另外一个方案，就是用“千金苇茎汤”。千金苇茎汤也是治痰热的，治热壅肺气的，但是它化痰的力度不够，所以我也马上推翻了。我当时看脉的时候就在考虑这个事，小陷胸汤也推翻了，千金苇茎汤也摒除了，仔细一想，“加味泻白散”倒是挺合适的。

加味泻白散是一个整方，而不是泻白散随便加，这个方出自《医宗金鉴》的“幼科心法要诀”，本来是用于儿科的，但它是治痰热壅遏肺气的咳嗽，因此可以用这个方来治疗。

因为她还有个淋巴转移，我主张再加“消瘰丸”。

那么这个病人就这样，用茵陈四苓散来治黄疸，用加味泻白散来治痰热壅肺的咳嗽，就是黄疸与咳嗽同治，再配消瘰丸。

处方： 茵陈30g，白术10g，茯苓15g，泽泻10g，猪苓10g，桑白皮15g，地骨皮15g，浙贝30g，麦冬15g，知母10g，桔梗10g，黄芩8g，甘草6g，玄参15g，生牡蛎15g。

医生甲：熊教授，我提一个问题，这个病人血象一直很低，那么为什么不用一些补肾、健脾的药呢？

熊教授： 这个病人应当急则治标，要首先解决黄疸，你讲的补脾、益气的治法在现在没有用，那是后期工程，补肾也可以，但是现在切莫用温药，要稳重一点。先要解决她的症状，要先把黄疸拿下来，咳嗽拿下来，发热拿下来，这是最重要的。

林主任：可能我们受现代医学的影响比较厉害，现在这个病人血小板非常低，低到我们不敢想象，另外血象也很低，白细胞、红细胞都很低，虽然她现在全身还没有出血，但如果在这种情况下再用茵陈四苓散……另外病人是下午发烧为主，而且是傍晚多，早上就没怎么发热，原来也用了很多宣肺清热的药，但后来考虑到病人的血小板非常低，我们最近就想用甘温除大热的方法，就是想温补脾肾。现在这种情况，如果说就急则治其标来讲，是以黄疸这个标为主，还是以这种骨髓象，就是脾肾两虚的这个标为主？这个矛盾怎么去考虑？哪个为主，哪个为次？

熊教授：可以用间服法，坚持一段时间治疗黄疸、咳嗽，然后回过头来再补气。血小板减少，这是西医的一个指标，中医也要从两个角度考虑，血小板减少在中医的辨证是两个方面，一个是气虚，一个是血热。血热也可以造成血小板减少，不要把它单纯看成是气虚，尤其不要把它看成是阳虚，当然也有阳虚的，阳虚必然有阳虚的见症：恶寒、肢厥、小便清长而多、舌淡白、脉沉细，这才是典型的阳虚，否则我们不能作阳虚看。中医的辨证是以症状为依据，这一点是更重要的，我们不能根据检查上的结果就说这是气虚，就马上补气。那么这个病人就应该以他的症状特点为依据来辨证，而且要阻止黄疸的上升，也要阻止咳嗽的加重。我想这个病人可以用间隔的服药方法，先把黄疸拿下来，咳嗽稳定，然后再给他益气，这样好一些。

益气用什么方呢？不是血小板减少吗？那么用“圣愈汤”可以，河间“四君子汤”也可以。尽量用平淡一点，不要用辛热的药，不要用燥热的药。如果一开始急于求成，看到血小板减少就采取抢救措施，当然这也是要小心，但这样往往没有好处。说不定黄疸一退，肺热一清，也会好一些的。现在的矛盾焦点是这两个问题，一个黄疸，一个咳嗽，还有发热，尽管发热现在退了，他还会反复发作的。“加味泻白散”不是直接清火的，是泻白散里面加了化痰的、加了退热，还有生津液的药，桑皮、地骨皮、甘草、麦冬、贝母、知母、桔梗、黄芩、薄荷，它的全方就这么几味药，也没有什么大动干戈的药。最好不要用燥药，用燥药说不定血小板不仅不能上升，还可能会有一些不好的影响。所以我就主张这个病人稳重一点，我为什么排除了小陷胸汤，为什么排除了千金苇茎汤，就是出于稳重的考虑。不用茵陈四苓散，黄疸退不下来，也会麻烦的。

【编者按】

有人时常困惑，我的辨证不错啊，为什么疗效并不尽如人意呢？深层的奥秘在哪里呢？

问题的关键在于，尽管把诸多病机全都辨别出来，但是，还要针对错综复杂病机之主次因果、标本先后，表里半、上中下（先表后里、先里后表、表里同治；上病治下、下病治上、上下同治），要统筹大局，抓大放小，不能“面面俱到”，而要“擒贼先擒王”。

而复杂病机如何进行统筹兼顾，如何抓住重点？这是中医临床家亟待解决的重大学术和临床课题。

病例四：恶核（非何杰金淋巴瘤）

【病情介绍】

一般情况：邱某，男，67岁，广东大埔人，入院时间：2006年11月10日。

病史概述：因“发现右侧颈部、耳前及颌面部肿物进行性增大1年半”入院。患者于2005年5月因牙齿不适出现右侧牙龈肿胀、右侧颌面部肿物，肿物高出皮肤，致右侧鼻唇沟消失，并伴有右耳听力下降、耳鸣、耳闭塞感，当年8月29日于外院行颈部淋巴结活检示：弥漫性大

B细胞性淋巴瘤，9月15日在外院化疗，其后多次化疗。2006年5月19日肺部CT示：双肺肺炎，左肾巨大囊肿(9.8cm×8.2cm)。并逐渐出现咳嗽，咯少许白色黏痰，给予伊曲康唑口服液抗真菌治疗。6月20日复查CT示双肺炎症较前好转，继续给予伊曲康唑口服液治疗。7月13日再次化疗后出现发热、咳嗽气促等症状，给予抗感染等处理，昏迷后行气管插管呼吸机辅助治疗，并于9月13日行气管切开术，现患者症状好转，为求中医治疗入院。入院症见：神清，精神疲倦，留置胃管，咽痛，咳嗽，痰多色黄质黏，颈部肿物肿胀不适，右耳听力下降，有闭塞感，口干欲饮，易呛咳，无双下肢浮肿，纳呆，鼻饲进食，眠欠安，二便尚正常。

体格检查：T：38.0℃，P：120次/分，R：28次/分，BP：130/80mmHg。形体消瘦，自主体位，持续吸氧，不能发音，无法对答。右侧颈部肿大淋巴结，约7cm×8cm，质硬，固定，边界不清，有轻压痛；颌面部、锁骨上、双侧腹股沟部触及多个淋巴结肿大，最大约1cm×0.8cm，活动度差，轻度压痛。右耳听力下降，有闭塞感，右鼻留置胃管。颈部见气管切开造瘘口，气管套管气流通畅。心率120次/分，律齐，各瓣膜听诊区未闻及病理性杂音。舌红，苔少，脉细滑。

入院诊断：中医诊断：恶核(脾虚痰凝证)

西医诊断：非何杰金淋巴瘤（弥漫性大B细胞）

气管切开术后

诊疗经过：入院后查肝功ALP：229U/L，AST：

56U/L，ALT：89U/L，GGT：400U/L，ALB：34g/L，TBA：24μmol/L，LDH：604U/L；肿瘤标记物CEA：5.7μg/L，CA125：51.56U/ml，CA199：203.57U/ml；肝胆脾B超：肝内多发囊肿，最大约2.7cm×3.2cm；痰培养加药敏试验提示：鲍曼不动杆菌感染，对环丙氟哌酸敏感。治疗上以中医为主，以健脾益气、化痰祛瘀、软坚散结为主进行辨证用药，并用参一胶囊、西黄丸口服，鸦胆子油、强的松及亚砷酸抗肿瘤，易善复护肝，配合对症支持治疗。经过治疗，肿块曾缩小为2cm×3cm，但最近又有所增大，现患者精神状态尚可，症状好转，咳嗽、咽痛消失，口干消失，喉中仍有痰。

【查房实录】

熊教授：(问患者家属)讲给我听他是哪里不好，你讲得让我听懂一点，你坐着讲就行了，旁边有翻译，别着急呢，你讲一下他主要哪里不舒服。

家　属：他主要是喉咙干，像发火一样的。

熊教授：发火一样？

家　属：他问我，你给了我什么药吃？我说都是平常给的药，但他就说睡不着，很辛苦。

熊教授：多长时间小便一次啊？

家　属：晚上啊，差不多一个小时一次。

熊教授：小便什么颜色？

家　属：有时是青黄色的，有时是稍深一点颜色。

熊教授：每次尿多少？

家　属：以前是三百多，有时四百多，但是昨天晚上只有两百多、三百多、一百五。

熊教授：一个小时一次小便，他白天也是这样吗？

家　属：白天都是一百多、两百多，都差不多。

医　生：也是一个小时一次。

熊教授：白天也是这样。特别口干是吧？

家　属：口里好干，他以前做过放疗，所以腺体受损，一直都口干。他的痰也咳不出来，以前喝水以后可以把痰咳出来，但是现在用水都不能咳出来。

熊教授：他那个管子是在吸氧气？

家　属：不用吸氧。

熊教授：哦，是胃管，东西吞不进去。

医　生：这里有一个气管造瘘口。

熊教授：哦，这里插了个管子，怪不得出气不易。

家　属：有时可以把这个痰咳出来。

熊教授：能讲话吗？

家　属：能够讲话。

熊教授：舌头伸出来我看看？他自己觉得口干得很？

家　属：很干。

熊教授：淡胖舌，舌上有白腻苔。我再看看舌头。

医　生：教授，他最近淋巴结肿大非常明显。

熊教授：看到了，在右耳下，其他地方还有吗？

医　生：浅表淋巴结也有，像腹股沟这些地方。

熊教授：口里苦不苦啊？

家　属：不苦。

熊教授：好，知道了。

家　属：他的痰比在其他医院的时候少很多。

熊教授：痰里面没有血吧？

家　属：没有。但他痰比以前少很多，咳不出来，咳得面红胀，很辛苦。

熊教授：脉是滑数有力，数而疾，有七至。

【四诊提炼】

发现右侧颈部、耳前及颌面部肿物进行性增大1年半。淋巴结肿大非常明显。

淡胖舌，舌上有白腻苔。脉滑数有力，数而疾，有七至。

喉咙干，像发火一样的。睡不着，差不多1个小时一次小便，每次尿两百多毫升。小便颜色有时是青黄色的，有时是稍深一点颜色。一直都口干，口不苦。痰里面没有血，痰比以前少很多，咳不出来，咳得面红胀。

【名师带教】

熊教授：今天看的后面三个病人有一个共同的特点，都是西医诊断已经很明确，属于肿瘤病。所以，我们不能不承认我们在搞中西医结合，这一点要感谢西医帮忙，没有西医这一套也不行，特别是肿瘤病这一块。仅靠中医诊断很难发现这个肿瘤，在外表很明显的可以发现，在里面不是很明显的就很难发现。这几例西医诊断已经很明确，就给我们提供了诊断的依据，我们再按照中医的辨证法则去辨证施治，所以这就是标准的中西医结合。那么这个病人是右耳下有明显的肿块，我虽然没摸这个肿块，但你们诊断已经非常明确，我不需要去摸，肯定是一个很严重的肿块，你们的肿块诊断已经非常明确的，不需要再去推敲。

这个病人比较起来，比前面两个要危重，危重在哪里呢？危重在他的脉象不好。他的舌是一个淡胖舌，淡胖者，虚也！可是脉象却滑数有力，数而疾，数到几乎是一息七至，这个脉和舌是相矛盾的。脉象那么大，那么有力，那么数，几乎数到极点，出现这种脉按道理应该是大热证，可是舌苔却是淡而胖，这是一个矛盾，是正虚邪实，这肯定不是个好事情。舌上有白腻苔，尽管不是黄腻苔，但是他有明显的口干，病人最要紧的就是喊口干。但还有另外一个问题，小便多，一天一夜，一个小时就要小便一次，而且量还比较多，小便是黄的。为什么小便这么多呢？不完全是热，他没喊小便疼，小便也没有血，那就应该属于虚而不固，从某种意义上说，就是肾气虚不能固摄了。而他是个淡胖舌，但他上面肿块那么大，而且口干，这又是一个湿热的证候。

所以这些症状都反映了这么一个邪实正虚的特点，比较棘手，从脉象上看是一个大热证，热极，热毒很深，从舌象上看是个大虚证。从症状表现上看也复杂，既有口干，他还有小便次数特别多，简直像个尿崩症了，一个小时一次小便，那还了得啊。那么大年纪，如果没有肿瘤的话，要作尿崩症来治了。所以这个病人比较复杂，按照脉象，他应该随时都有危候，要等到这个脉象缓解下来，如果是只有六至或者五至了，或者是力度小一点了，那这个病人的危险程度才会减弱。这是从他的实际表现，舌和脉来分析。

对于这个病人用药的时候就要仔细一点，是从脉象上用药，还是从舌象上用药，从实证考虑还是从虚证考虑，所以这就有一个标本兼顾的问题。正虚是本，邪实是标，邪实正虚的时候，这就要按照中医一贯的法则，叫间者并行，虚实都要兼顾的，在虚实同病，都比较严重的时候，就要虚实兼顾。一味给他消肿，他会死得快；专去补正气，病也治不了，所以就要虚实兼顾。

虽然口里不苦，脉特别大，需要清热解毒，所以用“普济消毒饮”。从舌象上看是个大虚证，“生脉散”是解决气阴两虚的。因此，我考虑要用普济消毒饮，再合生脉散，为什么要这么考虑呢？这正好是虚实兼顾。这表面上看起来是相反的，到底是清火还是补正呢？它实际上是可以融合到一起的，一个扶正祛邪的方，补气阴并不影响清热，清热也不影响益气养阴，所以我考虑用生脉散和普济消毒饮。这两个方还不够，消那个肿块还不够，因为他脉太大，所以我主张加“犀黄丸”。这个病人的处方呢，就用生脉散和普济消毒饮，再加犀黄丸。

医生甲：熊教授，我提一个问题，就是这个病人曾经做过放射治疗，可能损坏了唾液腺，唾液分泌受到影响，口干与放疗应该有一定的关系。另外这个病人在20天前的时候，曾用过半个月的亚砷酸治疗，因为它对淋巴瘤有比较高的缓解率，但当时的脉象就没有滑数。请熊教授解答一下。

熊教授：这个生脉散用上去，放疗后口干就会明显改善。这两个方针对性很强，普济消毒饮正好是治这儿肿大的，我估计这个应该会起作用，加上犀黄丸就比较有把握。

医生甲：我们已经用过中成药参一胶囊和小金丸。

熊教授：小金丸里有乌头，最好不用。

林主任：随便问一下熊教授，您用细辛最多用多少？

熊教授：过去的北细辛最多用3g，现在的南细辛最多用到4g，不超过5g，不能用多，用多会死人的。过去的北细辛，只要嚼一点点，马上整个嘴唇都麻了，就像拔牙的时候打的麻药一模一样。我这多讲几句，我当了49年医生，没出过一次医疗事故，这一点我可以吹牛皮。所以既要治好病，又要不出事故，现在年轻人都求胜心切，所以要尤其小心，用毒药要特别慎重。麻黄、附子、川乌、草乌、细辛，用这种大温大热的药要慎重，大苦大寒的药要慎重，有毒的药就更不用说了。

【熊师心语】

为什么要提倡读中医经典呢？我们过去讲中医经典，是《黄帝内经》、《难经》、《伤寒杂病论》和《神农本草经》。但是从实际作用和价值而言，应该是《黄帝内经》、《伤寒论》、《金匮要略》，还有温病学。为什么这么讲呢？因为中医理论体系的形成是从《黄帝内经》开始的，《伤寒论》和《金匮要略》构建了外感病和内伤杂病的辨证论治体系，可以指导我们去辨证。温病学主要是吴鞠通的《温病条辨》和叶天士的《温热论》，系统地提出了卫气营血和三焦辨证的法则。要想治外感病，治外感热病，也就是现在所讲的急性病，甚至于急性传染病，不学温病学是不可以的。我们作为一个中医，应当熟读这些经典，要认认真真地攻读这些经典，才有可能有比较扎实的理论基础、理论功底，这就是“读中医经典”。所以我们要把这四部经典都读熟，并且要融会贯通。我们的学校把这四门课分成一门门单科，伤寒教研室的老师讲伤寒，金匮教研室老师讲金匮，内经教研室老师讲内经，温病教研室老师讲温病，他们几乎很少跟你融会贯通。这就要求我们自己找方法把经典融会贯通。